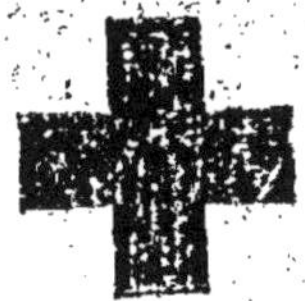

CROIX ROUGE FRANÇAISE

UNION DES FEMMES DE FRANCE

GUIDE PRATIQUE

DE

L'INFIRMIÈRE-HOSPITALIÈRE

ET DE

L'INFIRMIER-BRANCARDIER

BANDAGES

PREMIERS SOINS D'URGENCE

TRANSPORT DES BLESSÉS

VIGOT FRÈRES ÉDITEURS

GUIDE PRATIQUE

DE

L'INFIRMIÈRE-HOSPITALIÈRE

ET DE

L'INFIRMIER-BRANCARDIER

UNION DES FEMMES DE FRANCE
Reconnue d'utilité publique par décret du 6 août 1882,
Rattachée au service de santé militaire.

GUIDE PRATIQUE

DE

L'INFIRMIÈRE-HOSPITALIÈRE

ET DE

L'INFIRMIER-BRANCARDIER

**Bandages Usuels -:- Premiers soins d'urgence
Relèvement et Transport des Blessés**

PAR

Le Dr EDMOND MORIN
Directeur des cours pratiques
Chevalier de la Légion d'Honneur
Officier de l'Instruction publique

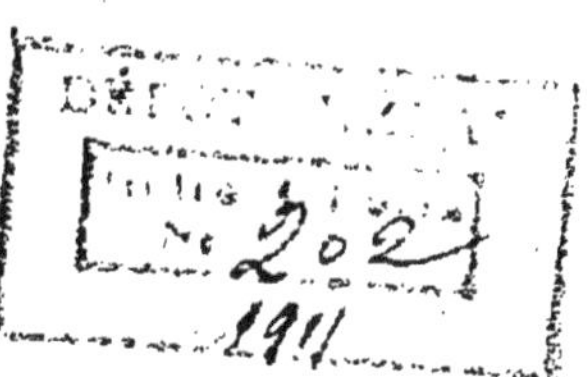

200 FIGURES DANS LE TEXTE

PARIS
VIGOT FRÈRES, ÉDITEURS
23, PLACE DE L'ÉCOLE-DE-MÉDECINE
1911

PRÉFACE

En faisant éditer à nouveau ce guide pratique, l'Union des Femmes de France s'est proposé plusieurs buts : D'abord de le compléter et de grouper par région les bandages les plus usuels employés dans les dispensaires et les hôpitaux afin de donner à nos infirmières tous les éléments qui leur sont nécessaires pour parer à toutes les éventualités dans les accidents de la vie courante et des désastres publics ; passer avec succès nos examens d'infirmières, ceux d'infirmières militaires et ceux aussi d'infirmières de l'assistance publique.

En outre, en réunissant aux bandages usuels, les notions de pansement et de soins d'urgence, le relèvement et transport des malades et des blessés, de donner à nos infirmiers et brancardiers un guide pratique, complément nécessaire de notre grand manuel, qui puisse les guider pour suivre nos cours et leur faciliter l'obtention des brevets de brancardiers et d'infirmiers.

Guide qu'ils pourront consulter ensuite, lors des convocations de notre société aux manœuvres du service de santé, pour les pansements, relèvements et transports des blessés.

L'Union des Femmes de France a conscience de l'aide qu'elle peut donner au service de santé et des services qu'elle peut rendre à la patrie en instruisant les jeunes gens qui suivent nos cours. Ces jeunes gens arriveront en effet au régiment avec une instruction médicale et chirurgicale qui leur permettra de rendre aux médecins majors, des services immédiats et d'autant plus dévoués qu'une sorte de vocation les aura guidés dans cette voie.

Enfin puisqu'il semble impossible de supprimer les guerres, faisons tous nos efforts pour que les blessés qui couvriront les champs de bataille ne périssent pas faute de soins ; pour cela il faut former un personnel instruit et très nombreux d'infirmières et d'infirmiers qui, suivant les places qui leur seront assignées en temps de guerre puissent, sous la direction de médecins militaires et civils dévoués à cette tâche, les disputer à la mort et les guérir pour les rendre ensuite à leurs familles et à la patrie. « Je dirai même qu'il est à désirer que chaque soldat sache arrêter une hémorragie et donner les premiers soins d'urgence. »

C'est le but que l'Union des Femmes de France poursuit depuis sa formation et vers lequel convergent, de plus en plus, tous les efforts de son enseignement.

Qu'il me soit permis de remercier ici M. Wagner pour son talent de dessinateur, ainsi que MM. Vigot frères pour l'affabilité et la complaisance que j'ai toujours trouvées près d'eux.

Paris 1911.

Pour la commission d'Enseignement.

Docteur Edmond Morin, ✻ I.

Délégué de l'Enseignement.

GUIDE PRATIQUE

DE

L'INFIRMIÈRE-HOSPITALIÈRE

ET DE

L'INFIRMIER-BRANCARDIER

PREMIÈRE PARTIE

BANDAGES USUELS

GÉNÉRALITÉS

Les bandages sont destinés à fixer des pansements, à exercer une compression sur les différentes parties du corps qui ont été blessées, et de plus à les maintenir ou à les ramener dans leur position normale.

Ces bandages se font avec des bandes de longueur et largeur variables et de tissus différents ; ils se font aussi avec des compresses, des mouchoirs, des foulards, des morceaux de linge triangulaires ou carrés nommés pleins.

Bandes.

Pièces de toile, coton, tarlatane, flanelle, caoutchouc, minces, longues et étroites (de 1 à 10 mètres sur 0 m. 02 à 0 m. 10).

On coupe une bande à droit fil avec des ciseaux ou une machine spéciale. Pour ajouter deux bandes, placer une extrémité à plat sur l'autre et coudre, évitant ainsi un bourrelet.

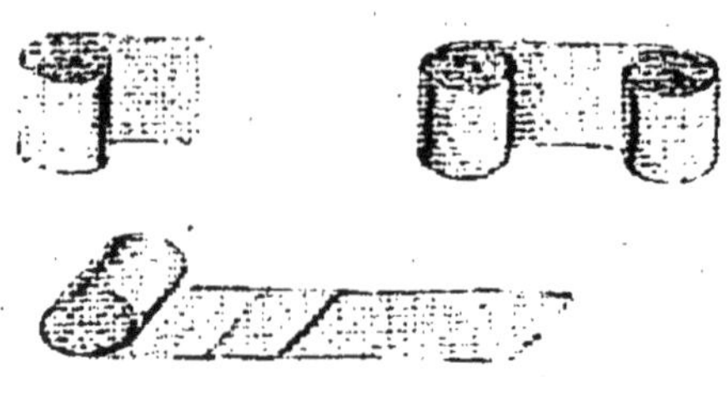

Fig. 1.

Les extrémités sont appelées *chefs* (initial, terminal); la partie intermédiaire est dite le *plein*.

POUR ROULER UNE BANDE. — Replier et enrouler un chef pour constituer un petit rouleau ; saisir ce rouleau de la main gauche par ses extrémités entre le pouce en bas et l'index et le médius en haut, de façon que le plein soit du côté de l'opérateur, le rouleau derrière le plein de la bande ; prendre la partie libre du plein entre les faces correspondantes du pouce et de l'index droits, faisant passer le plein sur le dos de la main droite ; les doigts libres de la main droite font tourner le rouleau sur le pivot formé par les doigts de la main gauche ; on doit serrer en enroulant.

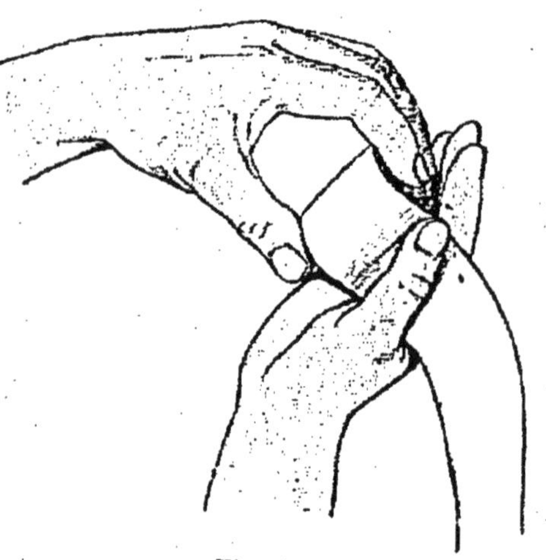

Fig. 2.

La partie roulée de la bande porte le nom de *globe*. La bande se roule à *un globe* ou *deux globes*.

Dans le deuxième cas, on roule une extrémité comme ci-dessus, on arrête avec une épingle à la grosseur voulue, puis on roule l'autre extrémité jusqu'à sa rencontre avec le premier globe, en ayant soin que les deux globes soient du du même côté, par rapport au plein de la bande (Fig. 1).

Application des bandes.

Pour appliquer une bande, saisir le globe de la main droite, appliquer avec la gauche le chef initial un peu déroulé *et en biais* sur la région à recouvrir par sa partie externe, le globe en dessus.

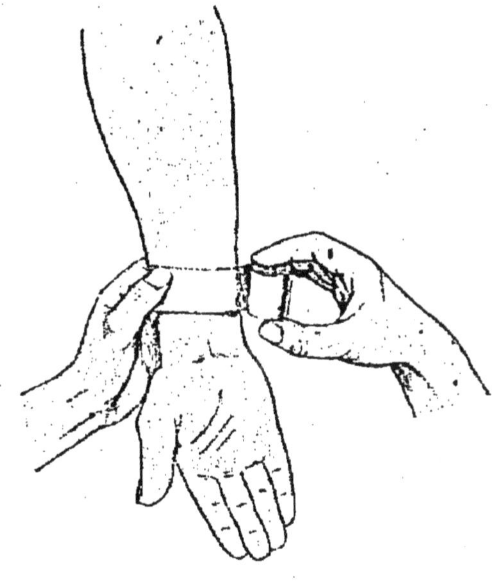

Fig. 3.

Faire tourner la bande autour du membre ou du corps, en ayant soin, pour les premiers tours de bande, de fixer le chef initial, et de serrer suffisamment pour que les tours ne glissent pas (ne pas trop serrer pour ne pas interrompre la circulation).

Chaque tour de bande se nomme *jet*.

Quand les jets se recouvrent dans une partie à peu près cylindrique, les bandages sont dits *circulaires* : *circulaires horizontaux* quand ils contournent une partie du corps horizontalement (circulaires du front, des membres); *circulaires obliques* s'ils sont situés obliquement (circulaires du cou et de l'aisselle).

Quand la partie à recouvrir est d'une certaine étendue, chaque jet ne doit recouvrir le précédent qu'en partie, le tiers ou la moitié, on a alors le bandage *spiral* ou *bandage roulé*. — Le spiral doit être *ascendant*, c'est-à-dire commencer à l'extrémité d'un membre pour remonter vers la racine.

Quand la partie à recouvrir est fortement conique (mollet),

la partie inférieure de chaque jet ne s'applique pas bien et forme un *godet*; pour y remédier, faire des *renversés.*

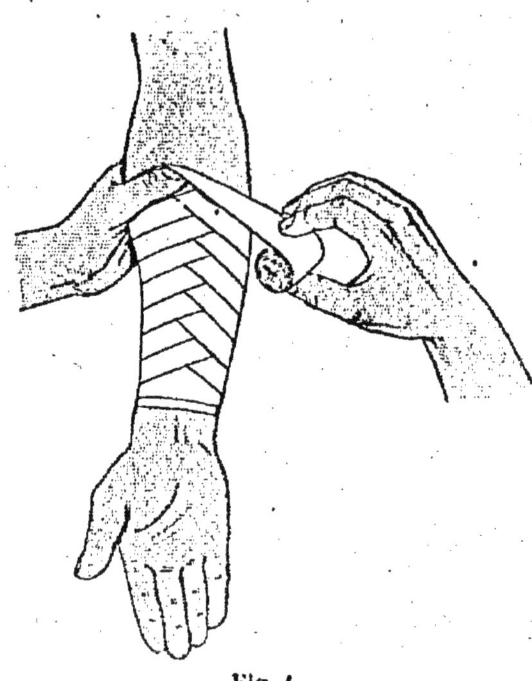

Fig. 4.

POUR FAIRE UN RENVERSÉ. — Appliquer le jet en fixant le plein de la bande vers le milieu de sa largeur, avec le pouce gauche, dérouler 7 à 8 centimètres de bande; renverser le globe, de façon que le bord supérieur de la bande devienne inférieur et que la face externe du plein devienne interne; puis continuer l'application. Faire à chaque tour les renversés sur une même ligne droite, et s'arrêter dès que la région redevient cylindrique.

Bandages croisés ou en 8 de chiffre.

Ainsi nommés parce que les entre-croisements de la bande et les deux anses figurent assez bien un 8. — Un certain nombre de bandages croisés sont nommés *spicas.*

Pour les appliquer, on fixe la bande par un circulaire, puis on conduit la bande *obliquement* vers la partie à recouvrir, on contourne le membre, puis on revient croiser le premier jet oblique, pour rejoindre le circulaire primitif, et on continue de même jusqu'à épuisement de la bande.

N.-B. — Pour fixer le chef terminal d'une bande, on se sert d'épingles (dites anglaises ou de sûreté); on coud ce chef terminal, ou bien, le fendant en deux par le milieu sur une longueur de 20 ou 30 centimètres, on entoure la partie terminale du bandage et l'on fait un nœud.

Bandes à deux globes.

Pour appliquer une bande à deux globes, mettre le plein intermédiaire sur la partie à recouvrir, et, conduisant les deux globes, l'un d'un côté, l'autre de l'autre, entre-croiser les bandes pour les ramener chacune au point voulu.

Bandelettes.

Bandes de largeur variable, mais de longueur très réduite (employées dans certains cas pour remplacer un bandage roulé. Ex. : appareil de Scultet).

Compresses.

Pièces de linge, de dimensions variables, employées dans les pansements.

a) Compresse longuette. — Pièce de linge carrée, pliée deux fois dans sa longueur, devenant ainsi longue et étroite.

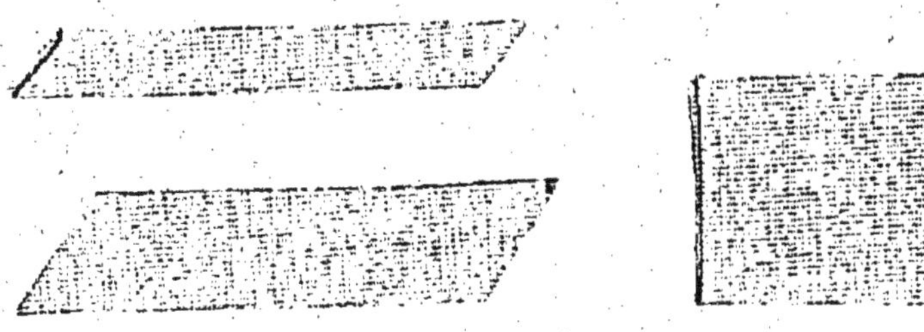

Fig. 5. Fig. 6.

b) Compresse carrée. — Pièce de linge carrée.

c) Compresse fendue. — Pièce de linge fendue à une de

ses extrémités, une, deux, trois fois ou plus, et donnant ainsi une compresse fendue à deux, trois, quatre et cinq chefs.

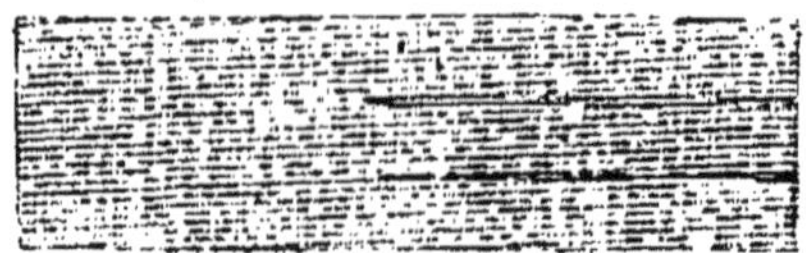

Fig. 7.

d) Compresse graduée. — Compresse ordinaire repliée plusieurs fois sur elle-même. Si les plicatures se recouvrent exactement, on a la *compresse graduée régulière*; si les plicatures vont en diminuant de largeur, on a la *compresse graduée prismatique*. Fixer les replis par quelques points de couture.

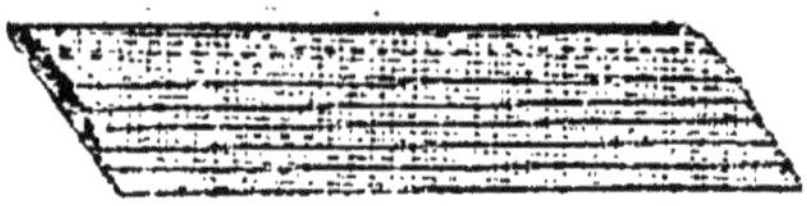

Fig. 8.

Bandages pleins.

Pièces de linge entières, sans aucune division, servant à faire les bandages pleins. On leur donne, en les repliant, différentes formes :

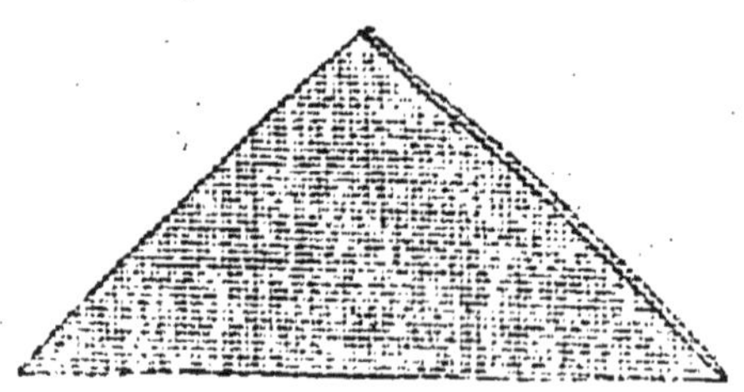

Fig. 9.

Mouchoir. — La pièce carrée ou rectangulaire.

Carré long. — Le mouchoir plié sur lui-même.

Triangle. — Le mouchoir plié ou coupé diagonalement (la *base* est la ligne la plus longue, les *chefs* sont les extrémités de cette ligne, le *sommet* est l'angle opposé à la base).

Cravate. — Le triangle replié sur lui-même un certain nombre de fois dans le sens de la base.

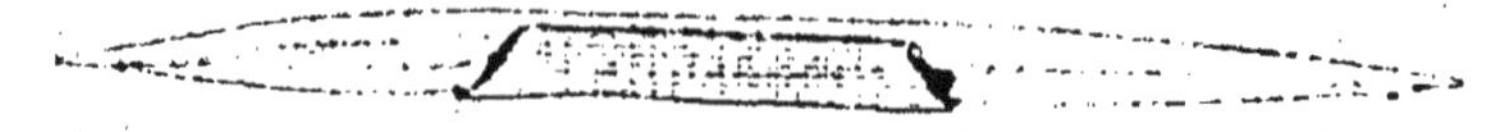

Fig. 10.

Écharpes diverses. — (Formées soit par le mouchoir, le

carré long, les triangles, et destinées à soutenir le membre supérieur.)

FRONDES. — Pièces de linge, plus longues que larges, dont les extrémités sont fendues en deux ou trois chefs, jusqu'à une certaine distance de la partie moyenne ou plein.

Fig. 11.

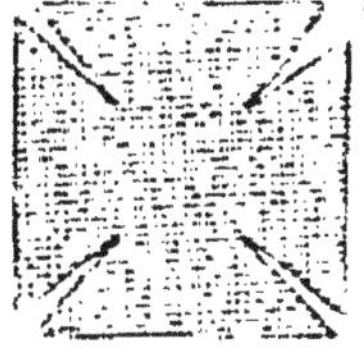

Fig. 12.

CROIX DE MALTE. — Pièce de linge carrée, fendue sur ses quatre angles.

BANDAGE EN +. — Formé de deux bandes cousues en croix.

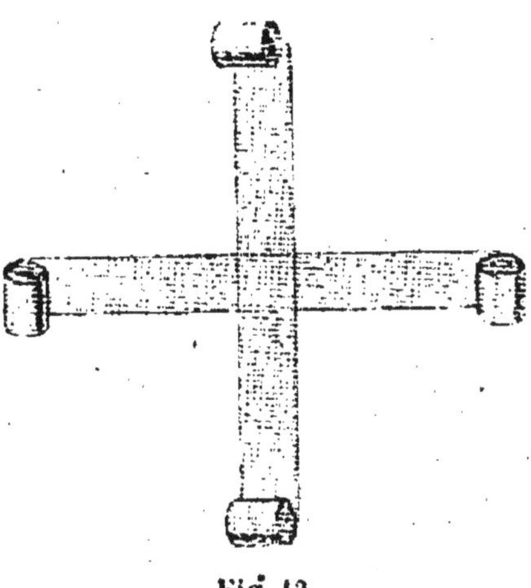

Fig. 13.

BANDAGES EN T, SIMPLES OU DOUBLES. — Deux pièces de linge fixées l'une sur l'autre, à angle droit, la pièce destinée à maintenir le pansement généralement plus large. *T simple*, une pièce fixée à angle droit sur une seconde. *T double, triple*,

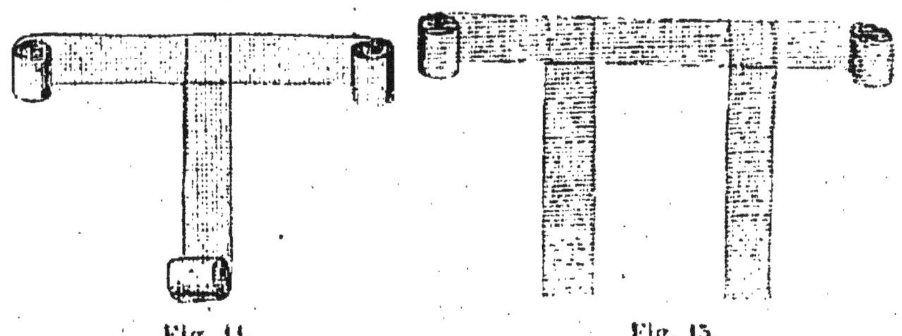

Fig. 14. Fig. 15.

deux ou trois pièces fixées parallèlement sur une troisième, une quatrième. *T triangulaire*, la pièce destinée à maintenir le pansement a la forme d'un triangle, le sommet est le plus généralement allongé au moyen d'une bande.

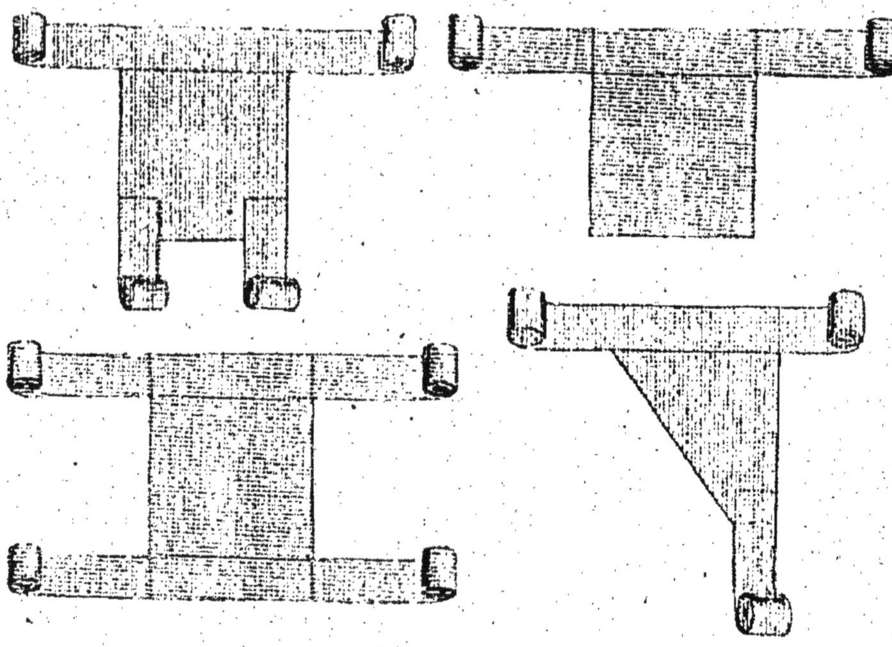

Fig. 16.

BANDAGES CARRÉS ET TRIANGULAIRES. — Formés d'une pièce de linge carrée ou rectangulaire ou triangulaire, à laquelle sont fixées des bandes destinées à la maintenir.

Les matériaux employés d'une façon courante pour faire les pansements sont :

L'ouate hydrophile, la gaze et les bandes en tarlatane stérilisées. Elles sont conservées enveloppées dans une enveloppe imperméable, ou dans des flacons en verre hermétiquement bouchés.

BANDAGES DE LA TÊTE

1. — TRIANGLES { OCCIPITO-FRONTAL / FRONTO-OCCIPITAL

A. — Triangle occipito-frontal.

Par foulard ou plein triangulaire de 0 m. 60 à 65 centimètres.

Base du triangle appliquée sur la nuque, sommet ramené en avant sur la tête vers le front; chefs conduits horizontalement de chaque côté vers le front, entre-croisés par-dessus le sommet et fixés avec des épingles ; extrémité du sommet repliée et fixée par-dessus les chefs.

Usages. — Maintient les pansements sur le crâne (dans les plaies du crâne, maladies du cuir chevelu, etc.).

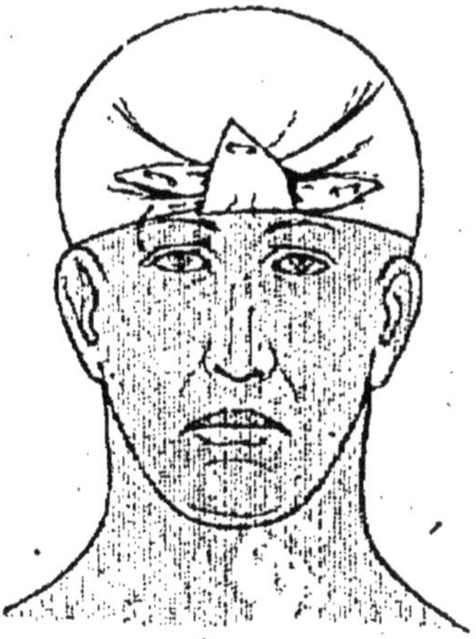

Fig. 17.

B. — Triangle fronto-occipital.

Appliquer le plein sur le front, ramener et nouer les chefs en arrière, sur la nuque relever et fixer le ou les sommets. Mêmes usages que le précédent.

2. — BONNET DE LA TÊTE

Par un grand mouchoir fendu incomplètement de deux côtés.

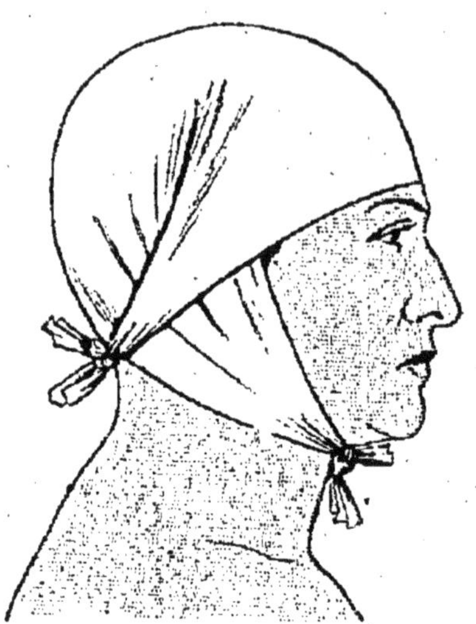

Fig. 18.

Placer le centre du mouchoir sur le sommet de la tête ; les deux extrémités situées en arrière sont nouées sous le menton, les deux situées en avant sont nouées en arrière à la nuque.

Ou bien encore les deux extrémités d'avant nouées sous le menton et les deux d'arrière sur le front.

Usage. — Recouvre le front, la tête, les oreilles et la nuque et maintient les pansements faits sur ces régions.

3. — FRONDE DE GALLIEN

Bonnet des pauvres.

Par un plein long de 1 mètre, large de 0 m. 45, fendu jusqu'à 10 centimètres du milieu à trois chefs à chaque extrémité de sa longueur. Le chef du milieu doit être plus large que ceux des côtés et son extrémité libre taillée en pointe.

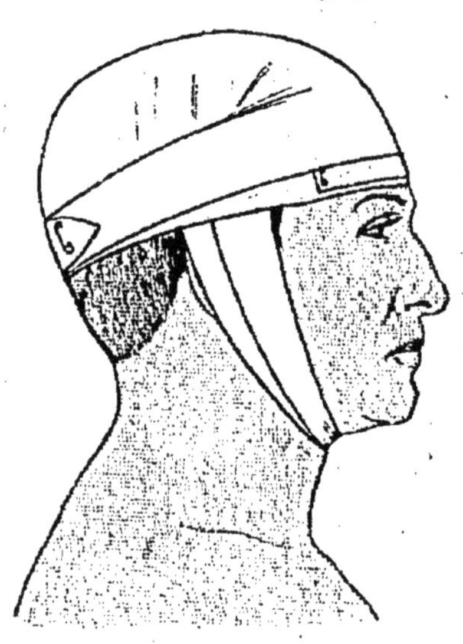

Fig. 19.

Placer le plein de la fronde sur le sommet de la tête de façon que les chefs pendent trois de chaque côté. Attacher les deux chefs du milieu sous le menton, prendre les deux chefs postérieurs, les ramener sur le front où on les fixe par des épingles. Prendre ensuite les deux chefs antérieurs, les relever sur le front, les porter vers la nuque où on les fixe également avec des épingles.

Gallien recommande de fendre les chefs latéraux pour le passage des oreilles.

Usages. — Maintient sur la tête les topiques et les pansements. C'est un bandage léger et commode.

4. — CAPELINE

a) Par bande à deux globes inégaux de 8 mètres sur 0 m.06 ou à un seul globe.

Placer le plein de la bande situé entre les deux globes sur le front, diriger les deux globes vers la nuque en passant au-dessus des sourcils et des oreilles ; arrivé à la nuque, croiser les deux globes ; ramener le plus petit de la nuque au front en passant sur le milieu du crâne. Le plus grand passe derrière l'oreille droite, revient au front en circulaire pour fixer le jet renversé et récurrent du petit globe qui sera ramené à la nuque et de la nuque au front alternativement de chaque côté du jet médian comme les côtes d'un melon ; pendant que le globe le plus gros fera des circulaires autour de la tête. On terminera par des circulaires.

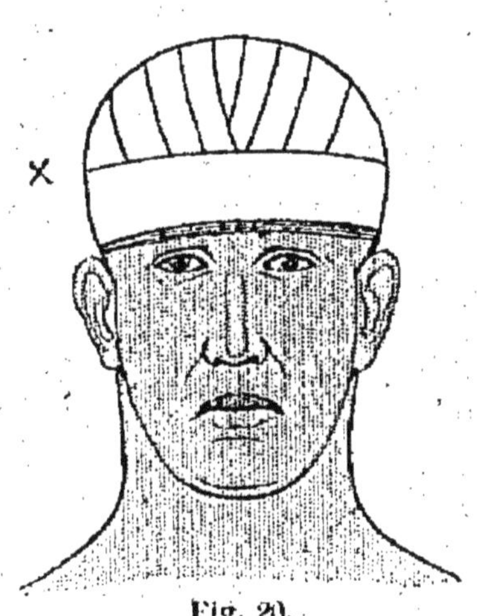

Fig. 20.

b) Ce bandage peut se faire avec une bande à un seul globe par des renversés comme le bandage récurrent des moignons (Fig. 87).

c) Peut se faire aussi avec deux bandes roulées à un globe dont l'une décrit des tours circulaires autour de la tête pendant que les anses antérieures et postérieures de l'autre bande maintenues par les tours circulaires de la première recouvrent la tête par des jets obliques allant du front à l'occipital comme avec la bande à deux globes.

Usages. — Maintient les compresses, topiques et pansements. Est mal supporté avec des bandes en toile, mais très bien avec des bandes de gaze.

5. — GRAND COUVRE-CHEF CLASSIQUE

Dit des Arabes.

Par foulard ou plein carré de 0 m. 90 à 1 mètre de côté. Replier le plein dans la largeur, de façon qu'un bord dépasse l'autre de trois travers de doigt; appliquer le milieu du plein sur le front, les bords libres en avant, la plicature en arrière à la nuque, de façon qu'au front, le bord qui dépasse l'autre soit en dessous. Saisir les deux chefs du bord supérieur (le moins avancé) et les nouer sous le menton; les chefs du bord inférieur (le plus avancé) sont tirés et dégagés en avant par-dessus les chefs noués précédemment, puis ramenés en arrière et noués à la nuque ou fixés avec des épingles, après avoir relevé sur le front le bord qui tombe au-devant du nez et des yeux, pour les dégager. Les côtés ou pleins de la plicature sont ramenés par-dessus les chefs inférieurs, rentrés le long des joues ou fixés au foulard sur les côtés de la tête avec des épingles.

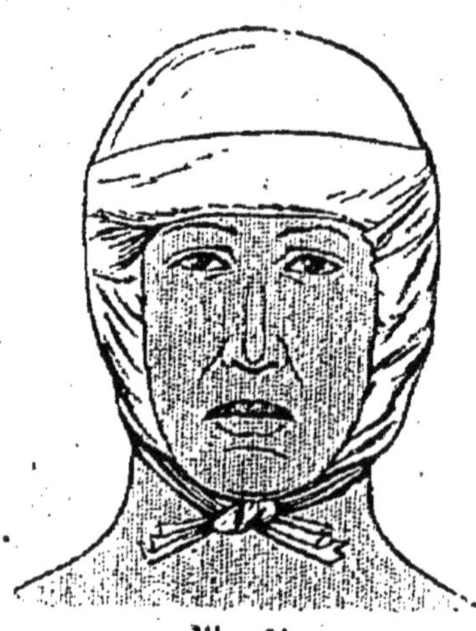

Fig. 21.

Usages. — Maintient tous topiques sur la tête et pansements, garantit la tête et les oreilles du froid.

6. — CROISÉ DE LA TÊTE

Par bande de 6 mètres sur 0 m. 05.

Deux circulaires horizontaux autour de la tête au niveau du front; à la tempe droite faire un renversé, fixer avec une épingle, passer verticalement en bas au-devant de l'oreille droite, sous le menton, au-devant de l'oreille gauche, remonter sur le sommet de la tête, continuer un deuxième et un troisième circulaire vertical semblable jusqu'à la tempe gauche, faire un renversé, fixé avec une épingle, terminer par des circulaires horizontaux, fixer le chef terminal avec une épingle où la bande finit.

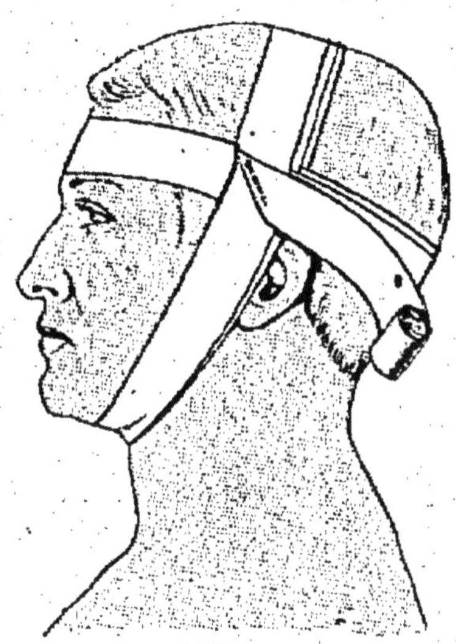

Fig. 22

Usages. — Maintient des topiques, pansements, etc., sur tempes, joues, menton.

7. — BANDAGES DES YEUX

A. — Bandeau d'un œil.

a) Par mouchoir, foulard ; les plier en cravate de 0 m. 07 de largeur.

Appliquer le milieu sur l'œil à recouvrir, conduire l'un des chefs au-dessous de l'oreille du côté malade, l'autre sur la tête quatre travers de doigt au-dessus de l'oreille du côté sain ; fixer en arrière par nœud ou épingle.

b) Par bande de 0 m. 90 sur 0 m. 07. Même application que ci-dessus.

B. — Bandeau des deux yeux.

a) Par mouchoir, foulard ; les plier en cravate de 0 m. 07 de largeur.

Appliquer le milieu sur la racine du nez, conduire horizontalement les chefs en arrière en recouvrant les deux yeux; fixer par nœud ou épingle.

b) Par bande de 0 m. 90 sur 0 m. 07.

Faire une fente verticale de 0 m. 03 sur un des bords au milieu même de la bande ; appliquer cette bande sur les yeux et le front, la *fente* en bas sur la racine du nez, conduire les chefs en arrière comme ci-dessus.

Usages. — Maintient les pansements sur les yeux, fait une légère compression.

8. — MONOCLE

Par bande de 4 mètres sur 0 m. 05.

a) *Œil gauche.* — Deux circulaires horizontaux sur le front et la nuque; puis partir de la région temporale supérieure droite, conduire la bande sur l'angle interne de l'œil gauche, passer sous l'oreille gauche, croiser la nuque en remontant à la tempe droite, répéter trois ou quatre fois ces tours obliques en laissant 1 centimètre à 1 centimètre et demi de la bande inférieure sans la recouvrir ; terminer par deux circulaires horizontaux, fixer par une épingle.

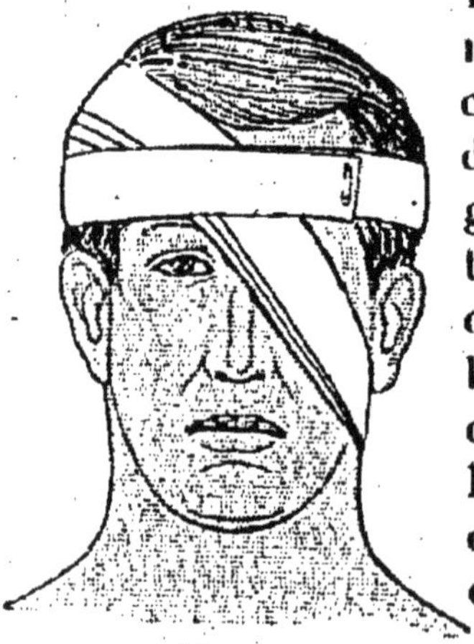

Fig. 23.

b) *Œil droit.* — Commencer comme ci-dessus par deux circulaires horizontaux, de la tempe gauche, croiser la nuque en descendant sous l'oreille droite, remonter sur l'angle nterne de l'œil droit, sur le côté gauche du front, passer au-dessus de l'oreille gauche, descendre de là à la nuque, et continuer trois ou quatre fois ces tours obliques en laissant centimètre à 1 centimètre et demi de la bande inférieure sans la recouvrir; terminer par deux circulaires horizontaux, fixer par une épingle.

Usages — Maintient les pansements sur les yeux, et, pour une légère compression, prendre une bande de flanelle.

N. B. — On peut faire autour du front un tour de bande circulaire après chaque jet oblique, le bandage est ainsi plus solide.

9. — BINOCLE

Par bande de 8 mètres sur 0 m. 04.

a) *Commençant par l'œil gauche.* — Placer le chef initial au-dessus de l'oreille droite, traverser le front, passer au-dessus de l'oreille gauche et faire deux circulaires horizontaux. Arrivé à la tempe droite, descendre obliquement en recouvrant l'angle interne de l'œil gauche, passer sur la joue puis sous l'oreille gauches, croiser la nuque de bas en haut par un jet oblique, gagner la tempe droite, faire un demi-tour circulaire antérieur en passant sur le front et la tempe gauche, de là descendre obliquement à travers la nuque, en croisant le jet précédent, passer sous

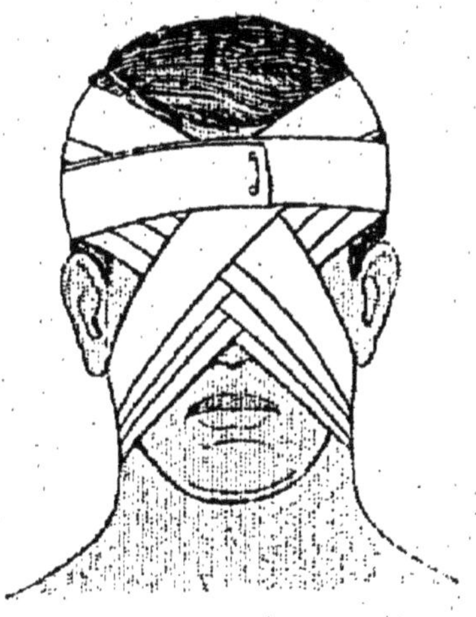

Fig. 24.

l'oreille *droite*, remonter sur la joue droite, couvrir l'angle interne de l'œil droit en croisant sur le nez le jet précédent, gagner le front, la tempe gauche, continuer par un demi-tour circulaire postérieur horizontal pour gagner la tempe droite au point de départ.

Descendre à nouveau, couvrir l'œil gauche par un deuxième jet oblique, passer sur la joue gauche, sous l'oreille gauche croiser la nuque en remontant vers la tempe droite, passer par un demi-circulaire sur le front et la tempe gauche, descendre, croiser la nuque ainsi que le jet de bande précédent, passer sous l'oreille droite, remonter sur la joue droite, couvrir l'œil droit en croisant sur le nez le jet précédent, gagner la tempe gauche, faire un demi-circulaire postérieur pour arriver au point de départ à la *tempe droite*. De là recommencer le même trajet deux ou trois fois encore en ayant soin que les jets de la bande se croisent exactement sur le nez et au milieu de la nuque et qu'ils soient imbriqués de bas en haut.

Commençant par l'œil droit. — Placer le chef initial sur la tempe droite, faire deux tours circulaires horizontaux, continuer jusqu'à la tempe gauche, descendre obliquement à travers la nuque pour passer sous l'oreille droite, puis sur la joue, couvrir l'œil droit, gagner le front, la tempe gauche, faire un demi-tour circulaire postérieur, passer sur la tempe droite, puis arrivé au milieu du front descendre sur l'œil gauche, en croisant sur le nez le jet précédent, couvrir la joue, passer sous l'oreille gauche, remonter obliquement derrière la nuque pour gagner la tempe droite point de départ, et continuer jusqu'à la fin de la bande.

b) Avec les bandes de gaze, on peut simplifier ce bandage en ne faisant pas les croisés de la nuque, mais il est moins solide.

Chef initial à la tempe droite, deux tours circulaires complets, descendre de la tempe droite pour couvrir l'œil gauche puis la joue, passer sous l'oreille gauche, tourner autour de la nuque par un circulaire horizontal, passer sous l'oreille droite, remonter sur la joue droite, couvrir l'œil droit en croisant sur le nez le jet précédent, gagner la tempe gauche, faire un demi-tour circulaire postérieur pour arriver au point de départ sur la tempe droite, d'où on repart en suivant le même trajet jusqu'à la fin de la bande.

Usages. — Maintient les pansements occlusifs des yeux ;

peut faire la compression du globe oculaire, après avoir comblé la cavité orbitaire par un pansement ouaté.

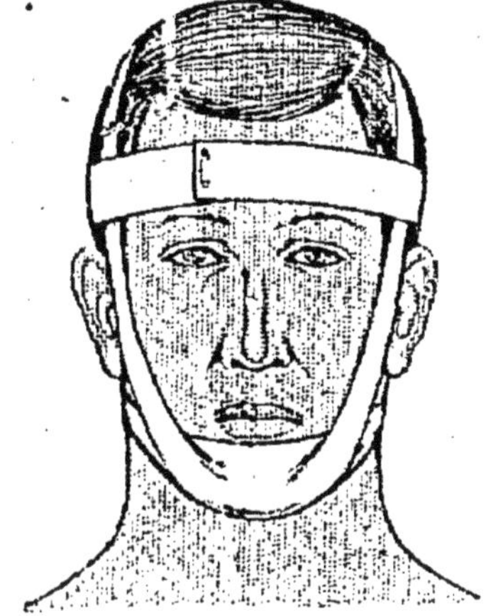

Fig. 25.

10. — FRONDE DU MENTON

A. — Par bande de 1 m. 20 sur 0 m. 08 ou 0 m. 10. Les deux chefs sont fendus longitudinalement, jusqu'à 0 m. 04 du milieu de la bande ; le plein non fendu a donc 0 m. 08 de longueur en carré.

Le plein appliqué sur le menton, les chefs supérieurs portés à droite et à gauche passent chacun sous l'oreille correspondante, ils s'entre-croisent à la nuque et sont maintenus par un aide ; les chefs inférieurs sont relevés sur les côtés des joues, passent au-devant des oreilles, croisés et fixés avec des épingles sur le sommet de la tête ; les chefs supérieurs sont repris à la nuque et ramenés en avant sur le front, en recouvrant au passage les chefs inférieurs ; les entre-croiser sur le front et les fixer avec des épingles.

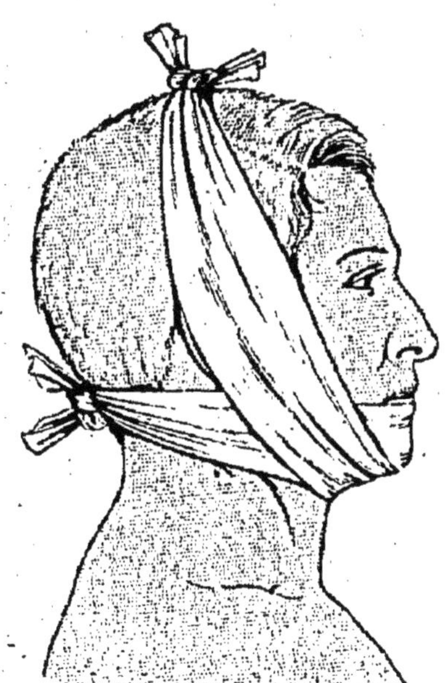

Fig. 26.

Usages. — Maintient les pièces de pansement sur le menton ; fracture du maxillaire inférieur et luxations.

B. — Par deux mouchoirs en cravate noués l'un derrière la nuque, l'autre sur le sommet de la tête, son plein passe verticalement sous la mâchoire qu'il fixe ainsi que le premier mouchoir dont le plein est appliqué sur le menton et de là va rejoindre la nuque en passant sous les oreilles.

11. — BANDAGES

(EN T, — EN TRIANGLES, — EN CARRÉS)

Varient avec le but cherché, la région à protéger ou à recouvrir, la dimension de la région ou de la plaie, etc.

Yeux. — Une bande de 0 m. 90 sur 0 m. 04 ; coudre au milieu une compresse carrée de 0 m. 07 de côté ou un petit triangle. *Appliquer* le plein sur le front, de façon que le triangle ou le carré recouvre l'œil malade, mener les chefs horizontalement en arrière, entre-croiser et fixer.

Pour les deux yeux, deux carrés ou triangles semblables, cousus à la bande et séparés par 0 m. 02 d'intervalle correspondant à la racine du nez.

Usages. — Préserve les yeux de l'air, des poussières, de la lumière.

Face. — Dans eczéma ou brûlure. Appliquer une compresse percée de trous pour le nez, les yeux et la bouche, maintenue par trois cordons attachés derrière la tête la nuque et le cou.

12. — OREILLE. — T TRIANGULAIRE DE L'OREILLE ET DE LA RÉGION PAROTIDIENNE

Par une bande 0 m. 90 dite horizontale, sur le plein de laquelle un petit triangle à angle droit, est cousu par le petit côté de l'angle droit ; prolonger le sommet par une bande de 0 m. 40 de longueur, dite verticale.

Placer au-dessus de l'oreille le point de jonction de la grande bande avec le triangle ; placer l'angle droit en avant, le sommet en bas ; fixer horizontalement, en entre-croisant les chefs de la bande horizontale autour de la tête ; diriger la bande verticale vers le côté opposé en passant sous la mâchoire, fixer à la bande horizontale.

Faire si l'on veut une incision dans le triangle pour laisser sortir l'oreille.

Usages.— Maintient des topiques et pansements ou sur l'oreille, ou immédiatement en avant ou en arrière de l'oreille et sur la région parotidienne.

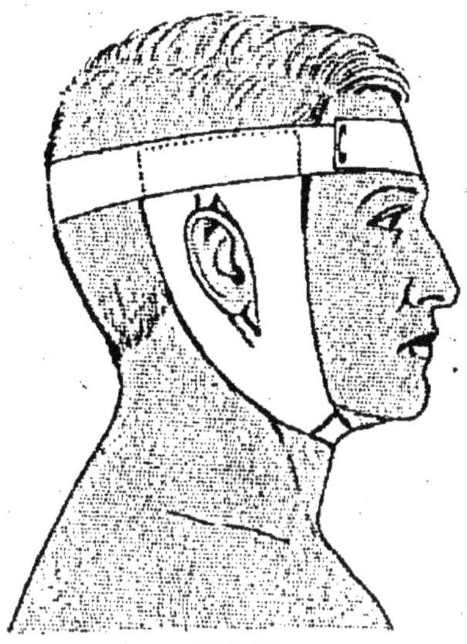

Fig. 27.

13. — NUQUE
CARRÉ DE LA NUQUE

Par une compresse carrée ou rectangulaire de 0 m. 10 de côté et deux bandes de 1 m. 10, cousues par leurs parties moyennes aux bords horizontaux de la compresse.

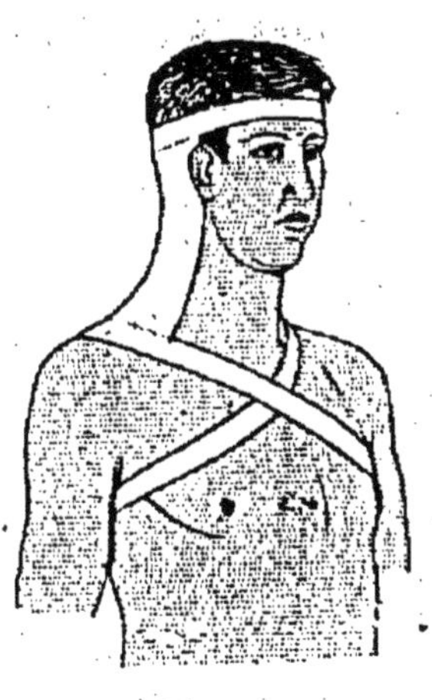

Fig. 28.

Placer la compresse sur la nuque, une bande en haut, l'autre en bas.

Les chefs de la bande supérieure sont ramenés horizontalement en avant, au-dessus des oreilles, entrecroisés sur le front, ramenés en arrière et fixés.

Le chef inférieur droit est conduit d'arrière en avant sur la poitrine, qu'il croise, passe sous l'aisselle gauche, remonte en arrière, croise le dos et est fixé à l'angle inférieur droit du carré. Le chef inférieur gauche est conduit sur la poitrine, qu'il croise, de gauche à droite en passant sur le chef déjà appliqué, passe sous l'aisselle droite et va se fixer à l'angle inférieur gauche du carré, en croisant le dos.

Usages. — Maintient les topiques et pansements sur la nuque.

14. — CARRÉ DE LA RÉGION PAROTIDIENNE.

Comme le carré de la nuque ou le triangulaire de l'oreille.

Appliquer le carré ou le triangle sur la région parotidienne à recouvrir.

Pour la bande supérieure, comme le carré de la nuque, l'enrouler autour de la tête.

Pour la bande inférieure, passer obliquement les chefs l'un au-devant de la poitrine, l'autre en arrière du dos, les fixer dans l'aisselle opposée, ou bien autour du cou.

Usages. — Maintient les pansements sur la région parotidienne.

15. — CROISÉ DE LA NUQUE.

Par une bande de 5 mètres de longueur.

Se placer derrière le blessé, mettre le chef initial au-dessus de l'oreille gauche, faire deux tours circulaires, croiser la nuque en descendant sous l'oreille droite, faire un tour circulaire autour du cou, arriver sous l'oreille gauche, croiser le premier jet oblique en remontant au-dessus de l'oreille droite, faire un tour circulaire, arriver au-dessus de l'oreille gauche, croiser à nouveau la nuque en descendant sous l'oreille droite, faire un circulaire du cou, continuer en remontant en croisant le deuxième jet oblique de la nuque pour venir au-dessus de l'oreille droite et terminer par des tours circulaires de la tête.

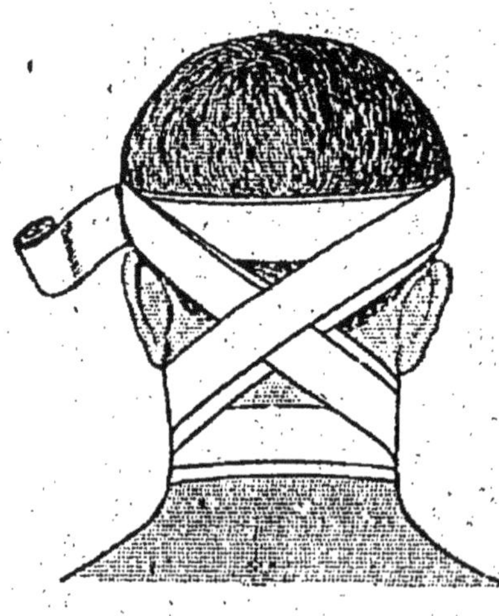

Fig. 29.

Usages. — Pour maintenir les pansements topiques, vésicatoires de la nuque.

BANDAGES DU TRONC

16. — BANDAGE DE CORPS

Par une pièce de linge de 1 m. 20 sur 0 m. 20. Prendre une bande de 1 mètre, la plier en deux sur la longueur et coudre la partie repliée sur l'un des bords de la grande pièce au milieu de sa longueur pour former bretelles.

a) *Sur la poitrine* : appliquer le plein sur le dos, la bande cousue, formant bretelles placée *en haut*, entourer la poitrine et fixer par des épingles les chefs de la grande pièce en avant ; ramener les chefs de la bande par-dessus chaque épaule, *comme des bretelles*, et fixer chacun d'eux à la partie supérieure de la grande pièce, pour l'empêcher de descendre.

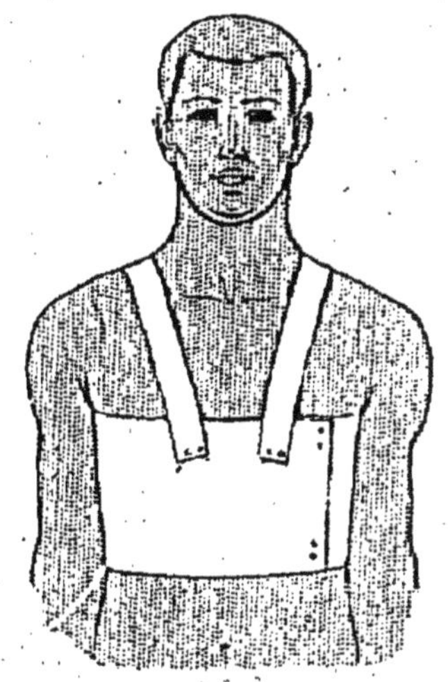

Fig. 30.

On peut aussi coudre à la partie médiane et inférieure du bandage de corps deux bouts de bande de 60 à 80 centimètres pour faire deux sous-cuisses qu'on ramène entre les jambes et qu'on attache en avant pour empêcher le bandage de corps de remonter.

17. — BANDAGE DE L'ABDOMEN

b) *Sur l'abdomen*, appliquer le pleinsur les reins, la bande cousue formant sous-cuisses placée *en bas*, fixer la grande pièce en avant comme ci-dessus, ramener chacun des chefs de la bande sous le périnée, puis sur l'aine correspondante, et les fixer au bord inférieur de la grande pièce. On peut aussi pour plus de solidité ajouter deux bretelles.

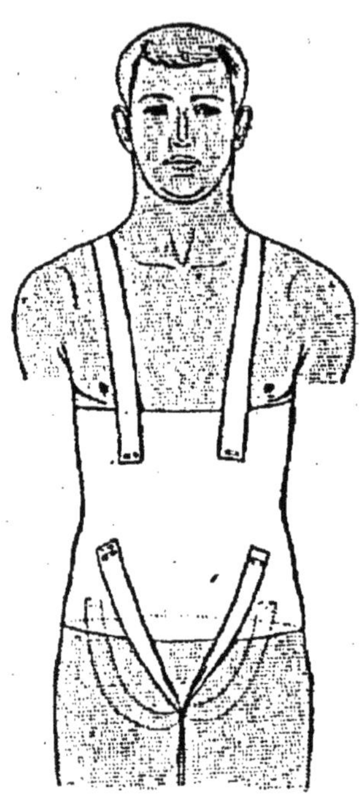

Fig. 31.

Usages. — Très employés pour maintenir les pansements, vésicatoires, cataplasmes, etc., sur le dos et la poitrine, faire une légère compression des seins, la fixation du thorax dans les fractures de côtes, et dans les plaies superficielles ou pénétrantes de l'abdomen, pour l'immobiliser et maintenir les pansements.

18. — CROISÉS DU COU ET DE L'AISSELLE

A. — Par bande de 5 mètres sur 0 m. 05.

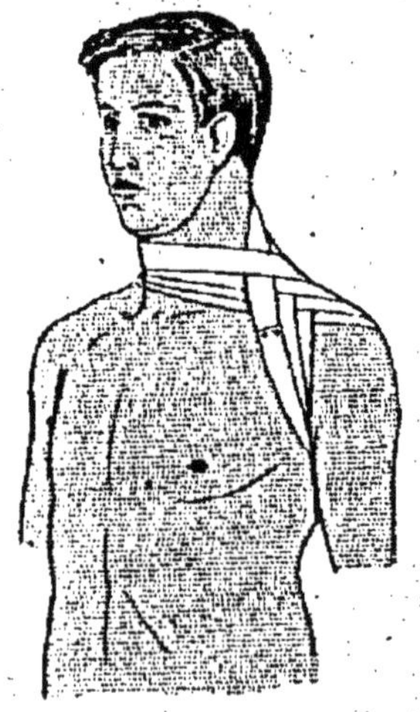

Fig. 32.

Épaule gauche. — Placer le chef initial dans l'aisselle en arrière, monter en croisant l'épaule, passer en avant du cou sur le côté droit derrière la nuque, revenir sur l'épaule en croisant le premier jet de bande, descendre sous l'aisselle en avant, traverser le creux axillaire, remonter en arrière, monter en croisant de nouveau l'épaule et continuer en suivant le trajet décrit plus haut. Les croisements des jets de bande peuvent se faire en montant ou en descendant, suivant qu'on commence le premier croisé près du cou ou près du moignon de l'épaule.

Épaule droite. — Le chef initial placé dans l'aisselle en

arrière, remonter sur l'épaule en la croisant, passer en avant du cou, sur le côté gauche, puis derrière la nuque, revenir sur l'épaule droite en croisant le premier jet de bande, descendre en avant sous l'aisselle, la traverser, remonter en arrière sur l'épaule en la croisant et continuer comme il est dit plus haut, jusqu'à épuisement de la bande.

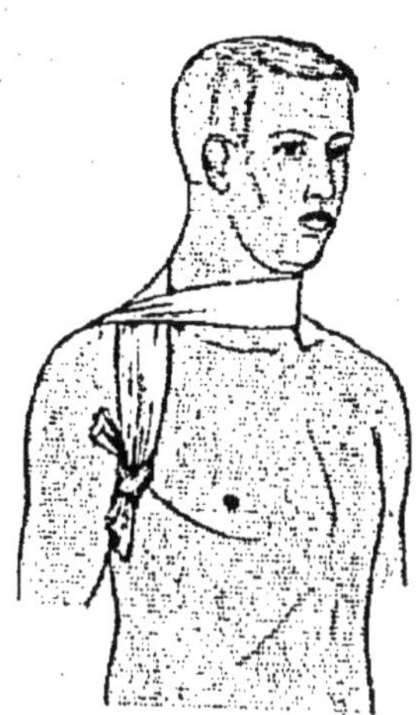

Fig. 33.

On peut si l'on veut mettre le chef initial dans l'aisselle, en avant ou en arrière pour les deux épaules.

Ne jamais faire autour du cou de tours de bande circulaires qui gêneraient la circulation et la respiration du blessé.

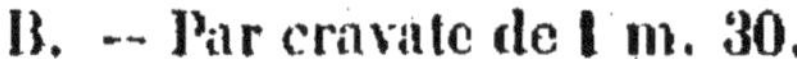

B. — Par cravate de 1 m. 30.

a) Mettre le plein sur le cou du côté opposé à l'épaule blessée ramener les chefs en avant et en arrière, les entrecroiser sur l'épaule blessée et venir nouer sous l'aisselle.

b) Mettre le plein dans l'aisselle et, après entre-croisement sur l'épaule blessée, nouer les extrémités au cou du côté opposé.

Usages. — Maintient les pansements sur les régions sus-claviculaire, sous-axillaire et latérale du cou.

Fig. 34.

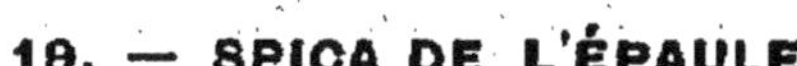

19. — SPICA DE L'ÉPAULE

A. — Par bande de 8 mètres sur 0 m. 06.

A gauche. — Placer le chef initial dans le creux de l'aisselle en avant de l'épaule, remonter en avant vers la clavicule, croiser l'épaule, passer en arrière et croiser le dos pour rejoindre l'aisselle opposée ; venir en avant, croiser la poitrine en dirigeant la bande vers la clavicule gauche ; croiser sur l'épaule le jet précédent, passer sous l'aisselle d'arrière en avant, remonter sur l'épaule, passer en arrière, croiser le dos et continuer de même jusqu'à épuisement de la bande (faire le premier entre-croisement très près du bord libre de l'épaule, laisser 1 centimètre à 1 centimètre et demi du jet inférieur sans le recouvrir).

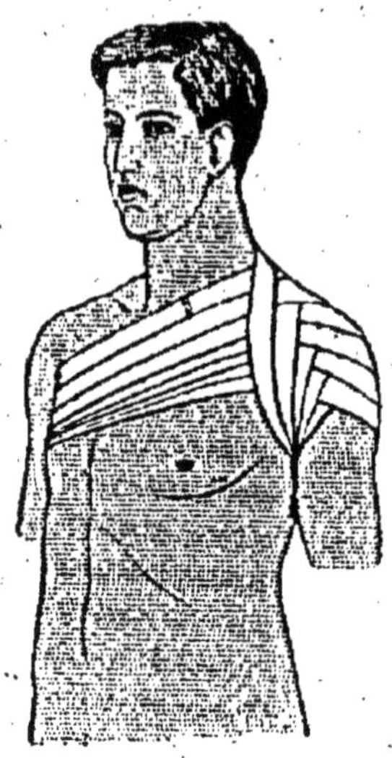

Fig. 35.

A droite. — Le chef initial placé en arrière dans le creux de l'aisselle, remonter en arrière vers la clavicule, en croisant l'épaule, passer en avant et croiser la poitrine, pour rejoindre l'aisselle opposée, venir en arrière, croiser le dos en dirigeant la bande vers la clavicule droite, croiser sur l'épaule le jet précédent, passer dans l'aisselle d'avant en arrière, remonter sur l'épaule, passer en avant, croiser la poitrine et continuer de même jusqu'à épuisement de la bande.

Usages. — Maintient topiques et pansements dans l'aisselle, sur l'épaule, en avant et en arrière; peut être aussi légèrement compressif.

N.-B. — Le chef initial pourrait être placé en avant dans le creux de l'aisselle, mais la bande tournerait en sens inverse.

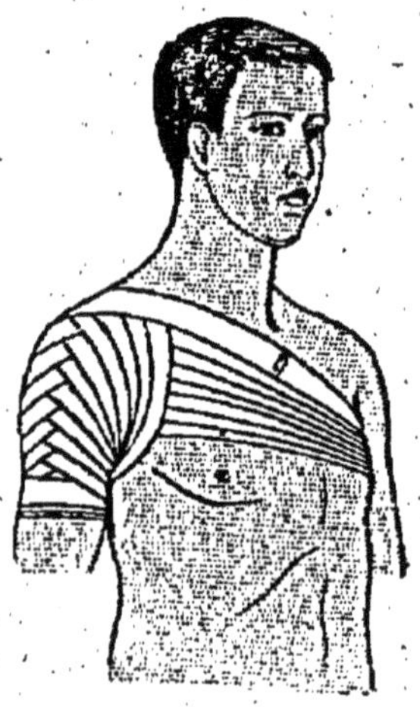

Fig. 36.

B. — On peut aussi commencer ce bandage par un tour circulaire autour du bras, quand on veut recouvrir d'abord la région deltoïdienne tout entière, puis ensuite l'épaule comme dans le bandage précédent.

Bras droit. — Le tour circulaire étant fait au tiers supérieur, porter la bande obliquement en traversant le bras d'arrière en avant pour traverser la poitrine jusque sous l'aisselle gauche, traverser ensuite le dos pour venir croiser sur le bras le premier jet, faire un tour circulaire au bras, qu'on croisera, en remontant, d'arrière en avant, traverser à nouveau la poitrine, gagner l'aisselle, traverser le dos, croiser le second jet sur le bras, faire un tour circulaire et continuer jusqu'à ce que l'épaule soit couverte ; arrêter la bande où elle finit avec une épingle.

Bras gauche. — Tour circulaire au bras, porter la bande d'avant en arrière, croiser le bras, le dos, gagner l'aisselle opposée, croiser la poitrine, revenir au bras, croiser le premier jet, faire une circulaire et repartir comme ci-dessus.

20. — CRAVATE BI-AXILLAIRE DE MAYOR

Par cravate de 1 m. 50 sur 0 m. 10 (faite avec carré ou triangle de 1 m. 50 de côté).

Mettre le plein sous l'aisselle, ramener les chefs l'un en avant, l'autre en arrière de l'épaule, les croiser sur l'épaule du même côté, les conduire l'un en avant de la poitrine, l'autre en arrière du dos pour les entre-croiser et les fixer sous l'aisselle opposée par nœud ou épingle.

Usages. — Maintient des pansements de l'aisselle et de l'épaule.

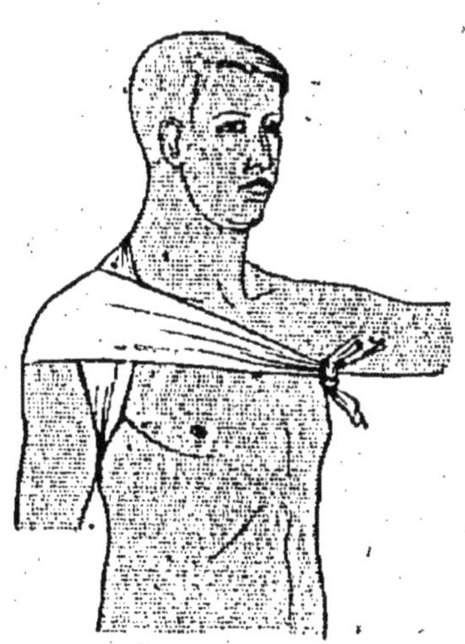

Fig. 37.

21. — CARRÉ DE L'ÉPAULE

Prendre une compresse carrée de 0 m. 20 sur 0 m. 20, coudre sur deux de ses bords opposés une bande de 1 mètre de long, par son milieu.

Appliquer le carré sur la région deltoïdienne ou moignon de l'épaule en plaçant les bords munis de bandes, l'un en haut, l'autre en bas.

Porter le chef antérieur de la bande du haut en travers de la poitrine et le chef postérieur en travers du dos pour les attacher dans l'aisselle opposée.

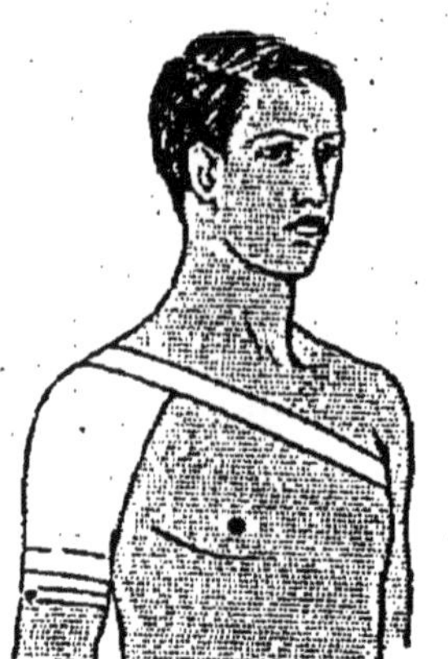

Fig. 38.

Les chefs de la bande du bas du carré sont enroulés autour du bras et fixés avec une épingle.

Mêmes usages que les spicas.

22. — SPICA DOUBLE DES ÉPAULES ET CROISÉ DE LA POITRINE

Par bande de 10 mètres sur 0 m. 07 de large.

Faire un ou deux tours circulaires autour de la taille ; arrivé sous l'aisselle *droite*, conduire la bande en travers de la poitrine 1, en montant obliquement pour gagner l'épaule *gauche* à la base du cou, tourner cette épaule, passer sous l'aisselle gauche 2, pour revenir et remonter en avant, croiser le jet oblique précédant 1, comme dans le spica, passer à la base du cou à gauche, traverser la nuque à sa naissance, revenir à la base du cou à droite, descendre en avant vers l'aisselle droite 3, passer sous cette aisselle, remonter en arrière sur l'épaule droite croiser le jet n° 3, et traverser de haut en bas obliquement 4, la poitrine en croisant dans son milieu le premier jet oblique 1, faire un demi-tour autour de la taille ou un tour et demi complet ; arrivé au point de départ, continuer le jet montant oblique 5, 6, 7, 8. Ce bandage peut se faire sans tours circulaires.

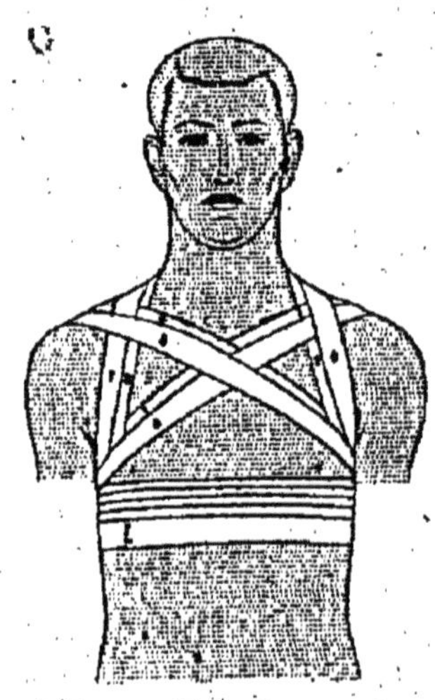

Fig. 39.

Usages. — Maintient les pansements dans les fractures

et luxations des côtes, du sternum ou des blessures de la poitrine.

23. — CROISÉ DE LA POITRINE ET DU DOS, HUIT DES ÉPAULES

Par bande de 8 mètres sur 0 m.06 ou 0 m.08 de large.

Croisé antérieur. — Faire un tour circulaire autour de la taille ; arrivé sous l'aisselle *droite*, remonter vers l'épaule gauche 1, en croisant la poitrine, passer sur cette épaule à la naissance du cou, la contourner en descendant vers l'aisselle, passer sous cette aisselle gauche, traverser obliquement la poitrine de bas en haut 2, en croisant le premier jet pour gagner l'épaule droite près du cou, la contourner, descendre sous l'aisselle et remonter vers l'épaule gauche en suivant le premier trajet 3, 4, etc.

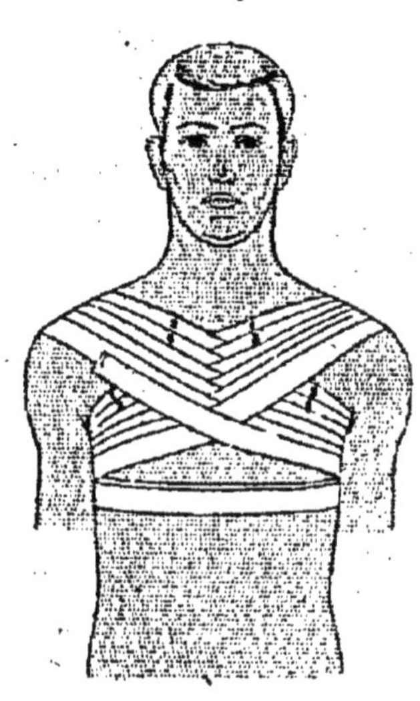

Fig. 40.

Le *croisé postérieur* se fait de la même façon dans le dos. Ils peuvent se faire sans tour circulaire ; dans ce cas, le chef initial est placé sous l'aisselle droite ou gauche.

Usages. — Maintient les topiques et les pansements sur la poitrine, rapproche ou écarte les épaules.

24. — CROISÉ D'UN SEIN

Par bande de 8 mètres sur 0 m. 08.

A droite. — Faire de droite à gauche un ou deux tours circulaires autour du thorax, au-dessous des seins ; puis remonter sous le sein droit, passer entre les deux seins pour gagner l'épaule gauche *tout près de la base du cou*, croiser le dos, venir vers la partie *supérieure* du creux axillaire droit, descendre sous le sein pour croiser le jet précédent, refaire un nouveau circulaire du thorax ; arrivé sous le sein droit, remonter entre les seins et continuer comme il est dit ci-dessus, pour terminer par un circulaire une fois le sein recouvert.

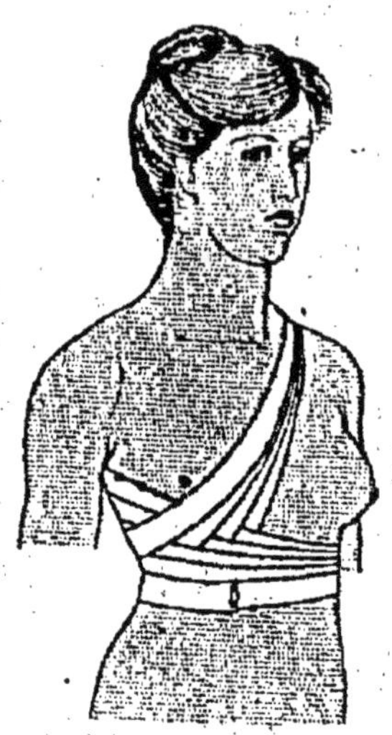

Fig. 41.

A gauche. — Faire de gauche à droite, c'est-à-dire en sens inverse du précédent, un ou deux circulaires autour du thorax au-dessous des seins, puis remonter sous le sein gauche, passer entre les deux seins pour gagner l'épaule droite près de la base du cou, croiser le dos, venir vers la partie supérieure du creux axillaire gauche, descendre sous le sein pour croiser le jet précédent, refaire un nouveau circulaire du thorax; arrivé sous le sein gauche, remonter entre les seins, continuer comme ci-dessus *et terminer par un circulaire*, une fois le sein recouvert en entier.

Les entre-croisements de la bande doivent toujours aller de bas en haut pour relever le sein. Les jets de bande doivent laisser 2 centimètres du jet inférieur sans les recouvrir.

Usages. — Compression, contention du sein. Maintient les pansements dans les cas d'abcès, de cancer et d'ablation du sein. Ces pansements sont très ouatés.

25. — CROISÉ DES DEUX SEINS

Par bande de 12 mètres sur 0 m. 08.

Un pansement très ouaté étant appliqué, faire un circulaire du thorax au-dessous des seins, conduire la bande au-dessous du sein droit pour le soulever et le soutenir, remonter entre les seins en croisant la poitrine, passer sur l'épaule gauche près du cou, croiser le dos en se dirigeant vers le haut de la région axillaire droite, descendre sous le sein droit en croisant le jet précédent juste au-dessous du même sein, faire un circulaire du thorax pour consolider et revenir au-devant de la poitrine, conduire la bande légèrement de bas en haut au-dessous du sein gauche, remonter sur le côté externe de ce sein vers la partie supérieure de la région axillaire gauche, croiser juste *au milieu du dos* le jet de bande précédent en remontant vers l'épaule droite, passer sur celle-ci près de la base du cou, croiser la poitrine entre les seins en descendant vers le sein gauche, croiser le jet précédent en dessous du sein, faire un demi-circulaire du thorax ; arrivé sous le sein droit, remonter en avant de la poitrine entre les seins vers l'épaule gauche, croiser *au milieu* du dos le jet de la bande précédente, descendre par le haut de l'aisselle droite sous le sein droit, y croiser le jet précédent et continuer, comme il est dit plus haut, cinq ou six croisés pour soutenir et recouvrir entièrement les seins et le pansement ouaté. Terminer par un circulaire du thorax.

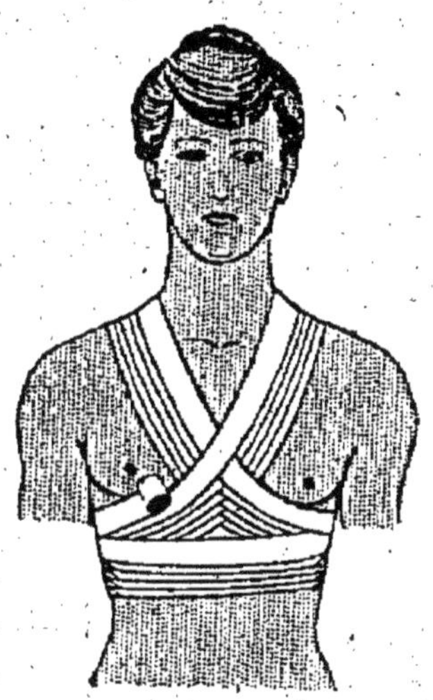

Fig. 42.

Les croisés de bande sur les seins doivent toujours aller en remontant et chaque jet ne doit pas recouvrir complètement le jet précédent mais laisser apparent 2 ou 3 centimètres de ce jet inférieur.

Première variante. — Se fait en recouvrant en entier et séparément l'un après l'autre chaque sein, la bande tournant en sens inverse pour chaque sein.

Faire le croisé du sein droit d'abord comme il est dit plus haut au croisé d'un sein (côté droit) en allant de droite à gauche, puis lorsque ce sein et son pansement seront entièrement recouverts par plusieurs croisés, que la bande décrivant son tour circulaire arrivera au-dessous du sein gauche, changer de direction en pliant cette bande comme par une sorte de renversé pour la faire courir en sens inverse, c'est-à-dire de gauche à droite, l'assujettir par un tour circulaire complet et recouvrir le sein gauche comme il est dit au croisé d'un sein (côté gauche).

Ce bandage du sein gauche ainsi fait est mieux supporté par les femmes atteintes d'abcès, de cancer ou de mammite du sein gauche. La compression commencée par le grand jet oblique dirigé de bas en haut soulève et soutient mieux ce sein et occasionne moins de douleur.

Deuxième variante. — Ce croisé double peut se faire en sens inverse du précédent en commençant par le sein gauche comme le croisé simple de ce sein, la bande se déroulant de gauche à droite. Quand le sein gauche est entièrement recouvert, on change la direction de la bande par un renversé comme ci-dessus et on recouvre le sein droit en déroulant la bande en sens inverse, c'est-à-dire de droite à gauche.

Usages. — Les mêmes que pour les croisés simples d'un sein.

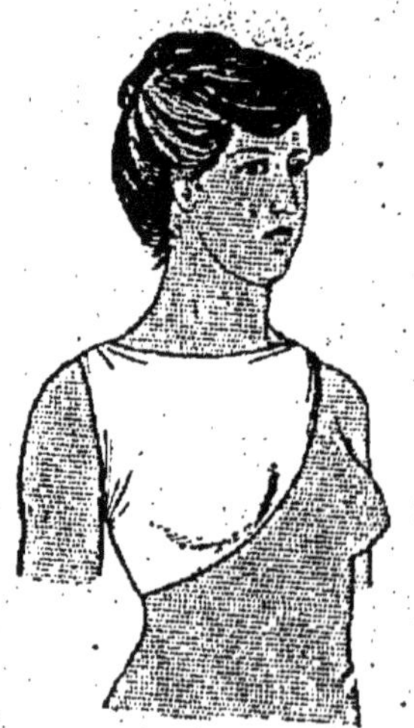

Fig. 43.

26. — BONNET DU SEIN

Par plein carré de 0 m. 50 ou 0 m. 60 de côté (plié en triangle) ou triangle simple de 1 mètre de long sur 0 m. 50 de hauteur.

Placer obliquement la base du triangle sous le sein malade, diriger le chef inférieur sous l'aisselle correspondante, l'autre chef sur l'épaule opposée, les fixer par nœud ou épingle derrière le cou et le dos. Relever alors le sommet au-devant du sein à recouvrir, passer sur l'épaule correspondante et aller le fixer en arrière aux deux chefs précédemment noués dans le dos.

Usages. — Sert à soutenir le sein et maintenir les topiques et pansements, comme il est dit au croisé d'un sein.

27. — CARRÉ DE LA POITRINE ET DU DOS

a) *Carré de la poitrine.* — Prendre une compresse carrée de 0 m. 20 à 0 m. 25, coudre sur deux de ses bords opposés une bande de 1 mètre de long par son milieu.

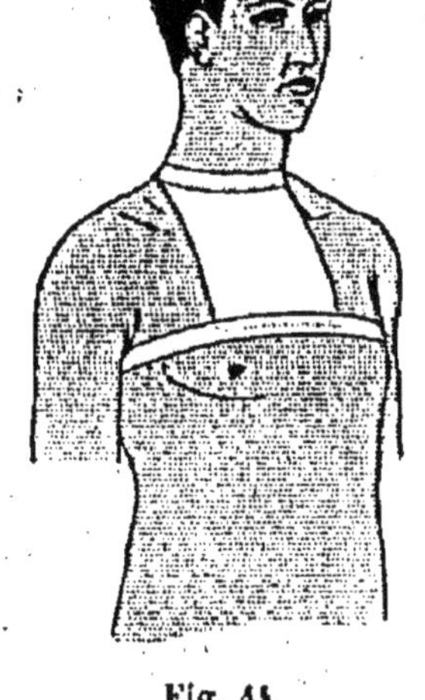

Fig. 44.

Appliquer le carré sur la poitrine en plaçant les bords munis de bandes l'un en haut à la base du cou, l'autre en bas au niveau de l'extrémité du sternum.

Enrouler autour du cou les deux chefs de la bande du haut et autour du thorax ceux de la bande du bas, puis les fixer l'un à l'autre avec des épingles.

Usages. — Maintient sur la poitrine les pansements et les topiques.

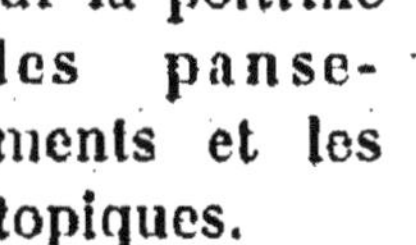

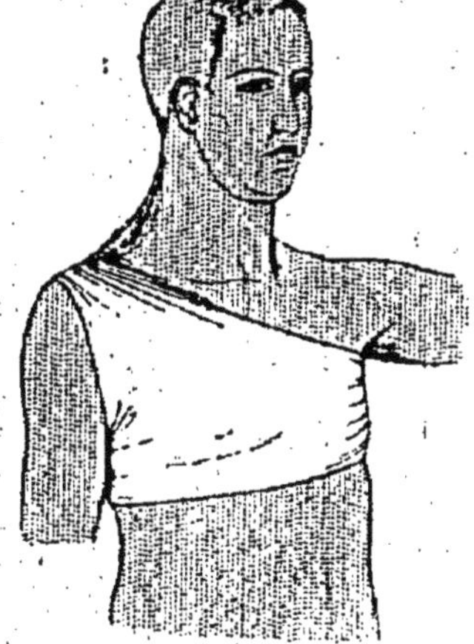

Fig. 45.

b) *Carré du dos.* — Ce même bandage peut s'appliquer sur la partie médiane du dos ou sur une des omoplates.

28. — TRIANGLE THORACO-SCAPULAIRE

Par plein de 1 mètre sur 0 m. 60 de hauteur triangulaire.

Placer la base du triangle au bas du thorax, conduire les chefs, l'un à droite, l'autre à gauche, en arrière, pour les fixer dans le dos par nœud ou épingle.

Relever alors le sommet sur l'épaule (droite ou gauche, selon la région du thorax à recouvrir) et fixer ce sommet en passant sur l'épaule, aux chefs précédemment noués dans le dos directement ou par un bout de bande.

Usages. — Maintient les topiques ou pansements sur le sein, les régions antérieures ou postérieures du thorax, l'aisselle ou l'omoplate.

29. — BANDAGE DE DESSAULT POUR LA FRACTURE DE LA CLAVICULE

Le bandage de Dessault étant demandé aux examens des infirmières des hôpitaux de Paris, nous en donnons une description succincte, car s'il peut être préparé par l'infirmière, il est ordinairement appliqué par le chirurgien.

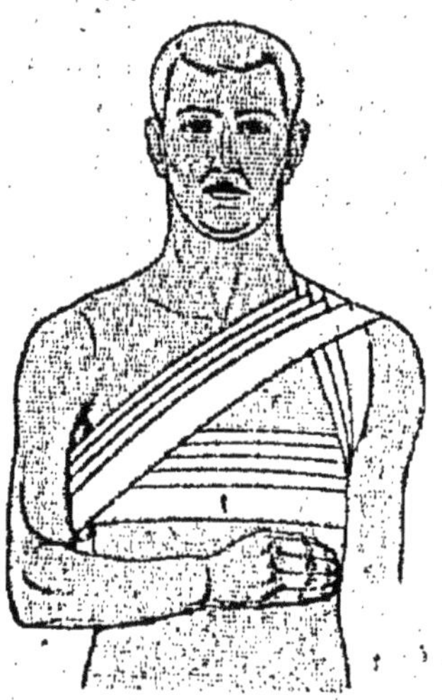

Fig. 16.

Il se compose : 1° d'un coussin axillaire conique, formé par du vieux linge ou de l'ouate enveloppée dans une compresse, ou par un sac de balle d'avoine, ou un sac en caoutchouc, ayant 12 centimètres à sa base 20 centimètres de long et 7 d'épaisseur; 2° d'une petite écharpe; 3° de deux ou trois bandes longues de 8 mètres sur 7 cent. de large; 4° d'ouate et de deux compresses.

Le coussin est placé de façon que sa base soit dans le creux de l'aisselle correspondante à la fracture, le sommet descendant vers le coude. Il est fixé par des tours de la première bande passant sous l'aisselle et croisant sur l'épaule saine 1, comme le spica de l'épaule, avec tours circulaires du thorax. Ces tours de bande peuvent être remplacés par deux liens cousus aux angles de la base du coussin, et qui vient s'attacher sur l'épaule saine.

Le chirurgien réduit la fracture, place l'avant-bras fléchi sur le bras, le coude porté en haut bien appliqué contre le thorax. La main est soutenue par une petite écharpe fixée aux traits obliques. La région de la clavicule est garnie avec de l'ouate ou un pansement placés sur la fracture.

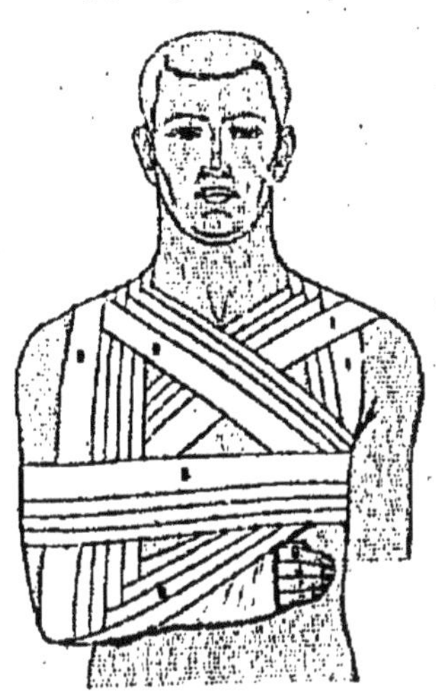

Fig. 47.

Le bras, l'avant-bras et la main sont immobilisés à l'aide de la deuxième bande par des tours obliques qui forment spica sur l'épaule blessée et maintiennent les compresses et l'ouate de remplissage, immobilisent le bras et l'avant-bras et exercent une compression continue sur le fragment interne de la clavicule.

Voici comment on applique cette bande (2) :

Placer le chef initial de cette seconde bande dans l'aisselle saine, passer obliquement devant la poitrine puis sur l'épaule et l'ouate placée sur la fracture, *descendre* derrière l'épaule le long de la partie postérieure du bras malade, *venir passer* sous le coude, *monter* obliquement devant la poitrine jusque sous l'aisselle saine, *passer derrière* le dos, gagner l'épaule malade, passer sur la clavicule pour *redescendre* au-devant de l'épaule le long du bras malade, *repasser* sur le coude, *remonter* obliquement derrière le dos jusque sous l'aisselle saine au point de départ. Repartir de nouveau en croisant obliquement la poitrine et suivant le premier jet qu'on recouvre aux deux tiers et ainsi de suite cinq ou six fois.

Avec le reste de cette seconde bande ou plutôt avec une troisième bande, on fait des tours circulaires pour maintenir le bras bien serré contre le thorax (3).

ÉCHARPES.

30. — A. Petite écharpe

Par un mouchoir ordinaire.

Plier le mouchoir en deux, de façon à faire reposer la main et le poignet dans l'anse ainsi formée ; fixer les extrémités aux vêtements (la main au moins à la hauteur du coude).

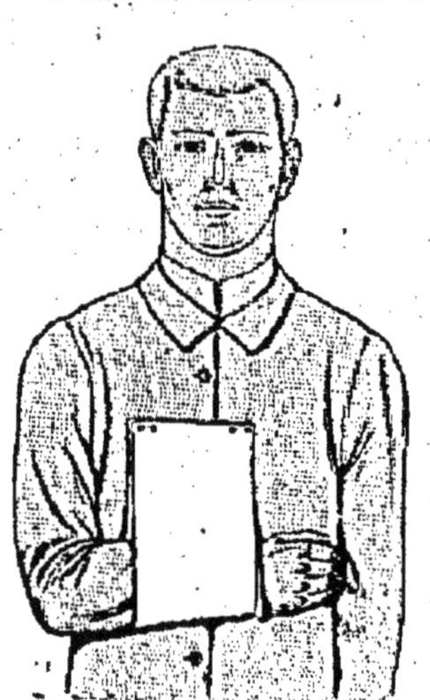

Fig. 48.

Usages. — Soutenir la main et le poignet (plaies, contusions, luxations de la main et du poignet).

31. — B. Moyenne écharpe.

Par triangle de 1 mètre sur 0 m. 65 de hauteur.

Placer sous la main du côté malade le milieu de la base du triangle, le sommet sous le coude correspondant; conduire le chef postérieur sur l'épaule du côté malade, le chef antérieur sur l'épaule du côté sain, et les nouer à la nuque. Le sommet est replié sur la face postérieure, de manière à envelopper le coude ; le fixer avec une épingle.

Fig. 49.

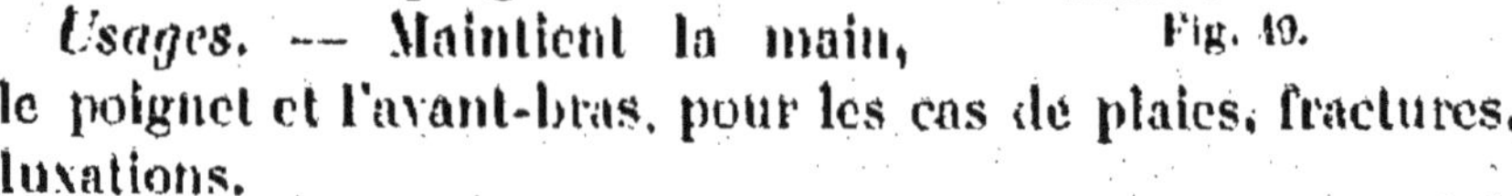

Usages. — Maintient la main, le poignet et l'avant-bras, pour les cas de plaies, fractures, luxations.

32. — C. Écharpe oblique.

Par plein de 1 m. 10 de côté, plié en triangle.

Faire fléchir l'avant-bras à angle un peu aigu sur le bras; placer le milieu du plein au-dessous de la main, le sommet tourné vers le coude; conduire le chef antérieur obliquement vers l'épaule opposée; avec le chef postérieur, contourner la face inférieure de l'avant bras, passer en arrière du coude et remonter obliquement derrière le dos vers l'épaule, du côté sain, puis la fixer à l'autre chef par un nœud ou une épingle.

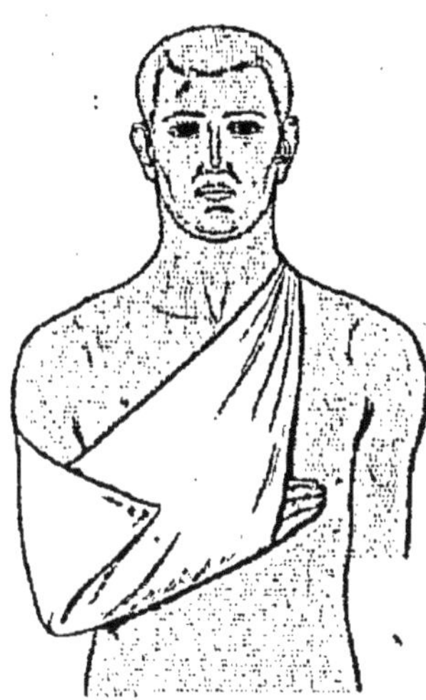
Fig. 50.

Ramener et fixer le sommet en avant ou en arrière.

Usages. — Maintient et soulève le bras et le moignon de l'épaule, dans les fractures de la clavicule; en outre, pour toutes plaies, contusions, luxations du bras, avant-bras, coude et épaule.

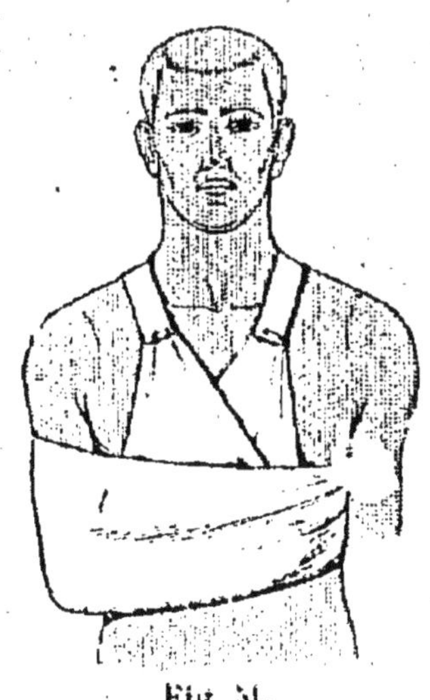
Fig. 51.

33. — D. Écharpe de Mayor.

Par plein de 1 m. 10 de côté, plié en triangle.

Faire fléchir l'avant-bras à angle aigu sur le bras. Placer le milieu du plein vers le tiers inférieur du bras, au-devant de lui, le sommet en bas; l'un des chefs contourne le bras et le coude et se dirige vers le dos; l'autre chef recouvre l'avant-bras et

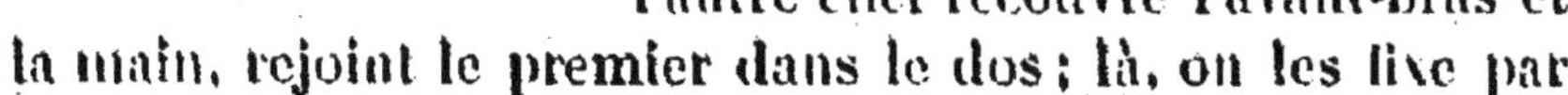
la main, rejoint le premier dans le dos; là, on les fixe par

nœud ou épingle. Les deux pointes du sommet sont glissées entre l'avant-bras et le thorax et ramenées en haut; le sommet postérieur passe par-dessus l'épaule saine, le sommet antérieur par-dessus l'épaule malade, et sont fixés tous les deux aux chefs précédemment noués dans le dos en ceinture. Les sommets trop courts sont allongés au moyen de bandes, quelquefois ils sont réunis et passent tous deux sur l'épaule malade.

Usages. — Maintient et soulève le bras et le moignon de l'épaule dans les fractures de la clavicule. En outre, pour toutes plaies, contusions, luxations du bras, de l'avant-bras, de l'épaule; peu solide seule il faut fixer la partie circulaire aux angles verticaux avec des épingles anglaises, ou la coudre, pour éviter le glissement du côté du coude.

34. — E. Écharpe triangulaire.

Par plein carré plié en triangle de 1 m. 20 de long sur 90 centimètres de haut de la base au sommet.

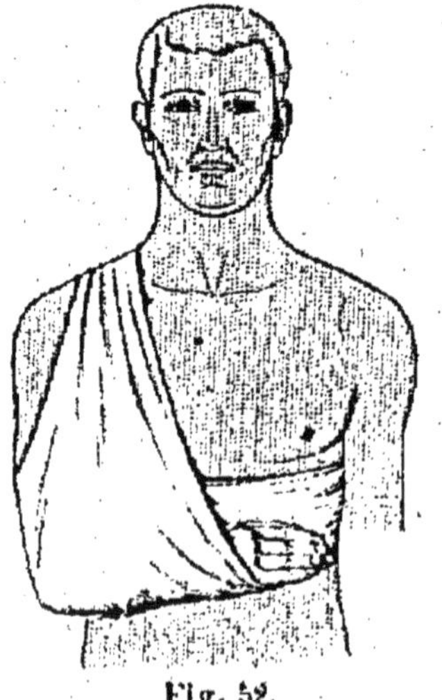

Fig. 52.

Placer le milieu de la base du triangle en avant du corps à la taille, contourner le corps en ceinture avec les deux extrémités et les nouer dans le dos sous l'omoplate opposée. Fléchir et placer l'avant-bras blessé contre le plein ainsi noué, relever les extrémités qui pendent, enfermant ainsi l'avant-bras comme dans une gouttière, et les fixer par un bout de bande à la ceinture dans le dos en passant sur l'épaule du côté blessé.

Variété. — Quand le triangle est fixé à la ceinture et noué dans le dos, on dédouble les deux laizes du triangle et l'on y place l'avant-bras pour terminer comme il est dit plus haut.

Usages. — Maintient le membre supérieur contre le tronc, soutient l'avant-bras, immobilise le coude, dans les luxations, fractures, entorses, plaies, etc.

35. — F. Écharpe de Jean-Louis Petit.

Par plein carré de 1 m. 20.

Placer au-devant du corps le plein déplié en forme de losange. Mettre l'extrémité supérieure sur l'épaule du côté sain, fléchir l'avant-bras et l'appuyer sur la partie médiane du plein, relever l'extrémité inférieure qui de ce fait enveloppe l'avant-bras et la passant sur l'épaule blessée la nouer derrière la nuque avec celle du côté sain. Prendre ensuite les deux extrémités de droite et de gauche, l'une située au coude l'autre à la main, les tirer dans leur longueur, les passer entre le corps et l'avant-bras et les nouer ensemble derrière le bras blessé.

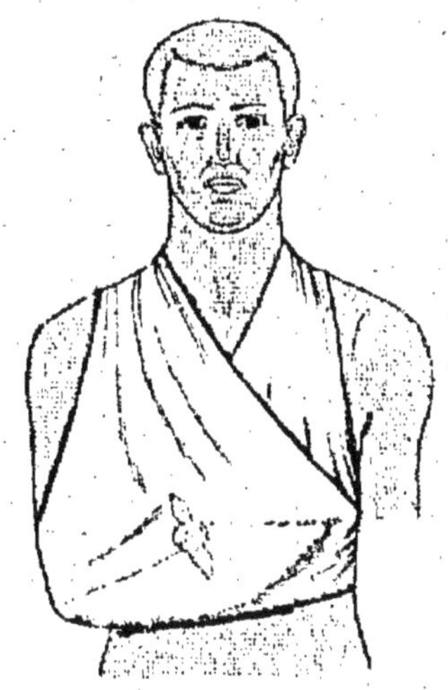

Fig. 53

Ou bien comme le recommande Jourdan, les nouer dans le dos. Cette façon immobilise *mieux* tout le membre supérieur. Pour éviter la compression sur la nuque par le poids du bras, relier par une bande les deux chefs noués à la nuque à ceux de la ceinture.

Usages. — Immobilise et soutient l'avant-bras, le coude et l'épaule dans les fractures et les luxations de ces différentes parties du corps.

36. — G. Écharpe quadrilatère.

Par un plein de 1 mètre sur 0 m. 90.

Appliquer le plein à la taille par le plus grand côté du

linge, en porter les extrémités au tour du corps et les nouer dans le dos, l'autre côté libre du plein tombe devant l'abdomen et les cuisses comme un tablier. Fléchir l'avant-bras à toucher le corps ; relever alors le côté du plein qui pend, emprisonner l'avant-bras comme dans une gouttière, passer l'angle situé du côté blessé sur l'épaule du même côté en l'enveloppant, lui faire croiser le dos afin de le nouer avec l'autre angle qu'on porte en arrière en le glissant sous l'aisselle saine.

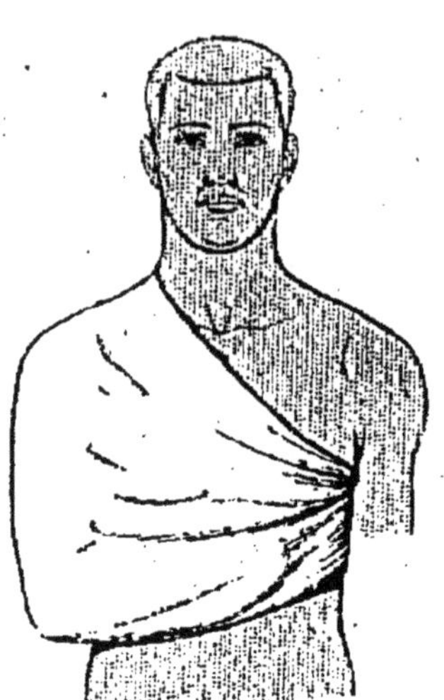

Fig. 51.

Usage. — Immobilise le membre supérieur en son entier. Se place surtout par-dessus les habits, les bandages ou appareils volumineux pour les cacher ou les garantir, comme dans le bandage de Dessault ou les fractures de l'avant-bras et du bras.

MEMBRES SUPÉRIEURS

37. — SPICA DU POUCE

Par bande de 1 m. 50 de longueur et 0 m. 03 de largeur.

A. — Pour la main gauche.

Main en demi-pronation; chef initial fixé par deux circulaires autour du poignet; conduire la bande par la face dorsale dans le premier espace interdigital; la conduire à l'ex-

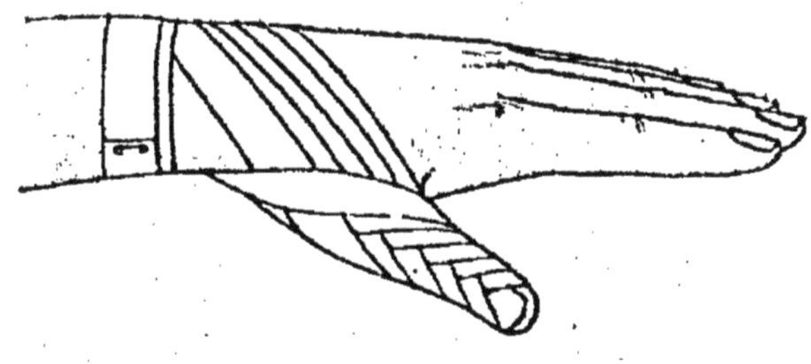

Fig. 55.

trémité du pouce; contourner la face palmaire du pouce; venir sur son bord externe; croiser la partie descendante du jet précédent près de l'ongle; passer sur le dos de la main pour regagner le poignet; demi-circulaire autour du poignet; regagner le pouce, et ainsi de suite; fixer le chef terminal autour du poignet.

(Les jets de bande se recouvrent en montant du côté de la racine du membre.)

B. — Pour la main droite.

Après les deux tours circulaires du poignet.

Les jets de bande obliques, du poignet au pouce, contourneront d'abord le bord radial du premier métacarpien et du pouce, de là passeront sous la face palmaire de ce doigt, puis dans le premier espace interdigital, et reviendront au poignet en croisant le jet descendant.

(L'entre-croisement des tours de bande se fait sur le bord externe du pouce et du métacarpien.)

Usages. — Sert à maintenir les pansements sur l'articulation métacarpo-phalangienne, qu'on peut même immobiliser si besoin.

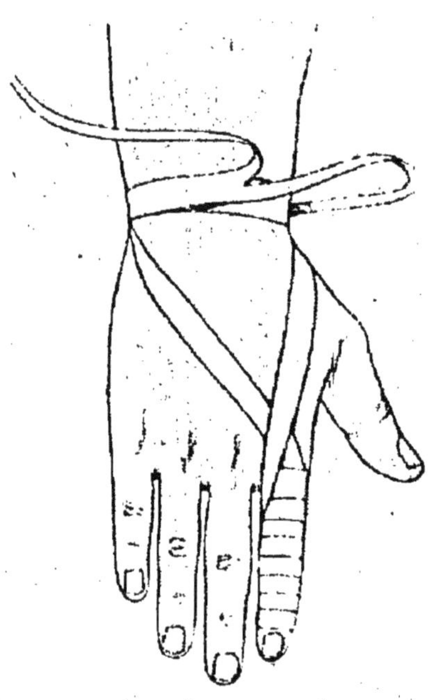

Fig. 58.

38. — A. SPIRAL D'UN DOIGT

Par bande de 1 mètre de longueur et 0 m. 02 de largeur.

Main en pronation ; le chef initial est fixé par deux circulaires autour du poignet ; conduire le globe sur la face dorsale de la main ; gagner l'extrémité du doigt à recouvrir par un long tour de spire.

Là, commencer des circulaires imbriqués en remontant jusqu'à la base du doigt ; quand le doigt est recouvert ramener le globe par la face dorsale de la main jusqu'au poignet ; terminer par un circulaire et fixer le chef terminal autour du poignet.

(Fixer par une épingle ou fendre la bande en deux petites moitiés pour nouer.

Usages. — Sert à maintenir les pansements autour du doigt et peut immobiliser les articulations des phalanges.

39. — B. GANTELET

Par bande étroite de 2 m. 50 sur 0 m. 02 ou 03 de largeur.

Faire le spiral du pouce ou mieux le *spica*, puis faire le spiral de l'index pour faire le même spiral successivement aux autres doigts. Terminer comme pour le spiral d'un doigt au poignet par un tour circulaire.

Usages. — Sert à séparer les doigts dans le cas de brûlure, engelures, plaies, etc.

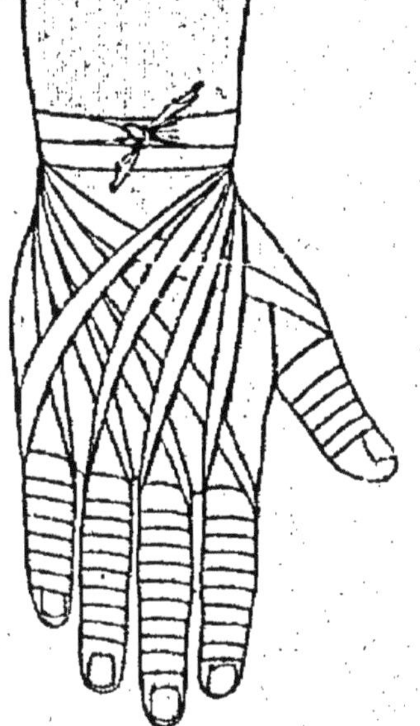

Fig. 57.

40. — CROISÉS ANTÉRIEUR ET POSTÉRIEUR DU POIGNET ET DE LA MAIN

(8 DE CHIFFRE)

Par bande de 2 mètres de longueur et de 0 m. 05 de largeur ; tarlatane de 3 mètres de longueur et 0 m. 06 de largeur.

Si croisés sur la face dorsale de la main, alors : croisé postérieur.

Si croisés sur la face palmaire de la main, alors : croisé antérieur.

A. — Pour la main gauche.

Le chef initial est fixé autour du poignet par deux circulaires ; le globe va gagner, par la *face dorsale*, le côté interne de la main, au niveau de la racine du petit doigt ; là, faire un circulaire complet passant entre le pouce et l'index et recouvrant la racine des doigts ; revenir au premier espace interdigital, gagner le poignet en croisant sur le dos de la main le premier jet de bande ; demi-circulaire autour du poignet et revenir à la base des doigts faire un circulaire puis un croisé ; terminer par des circulaires autour du poignet.

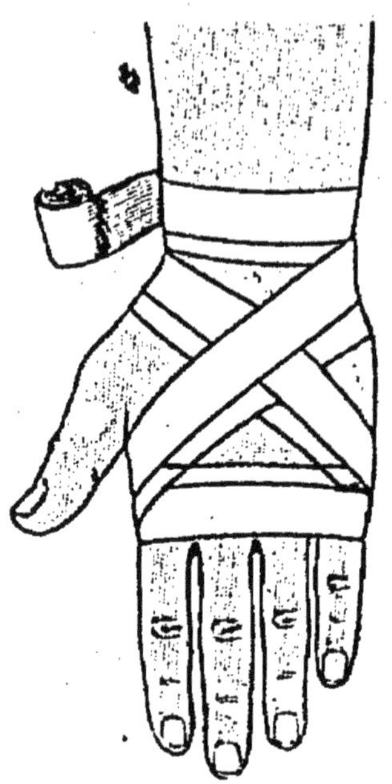

Fig. 58.

B. — **Pour la main droite.**

Dans ce cas, le premier jet va directement passer dans le premier espace interdigital.

Dans le croisé antérieur, les jets de bande s'entre-croisent sur la face palmaire au lieu de la face dorsale.

Usages. — Maintient les pansements sur les faces palmaire ou dorsale et immobilise les articulations du poignet.

Fig. 59.

41. — LE MÊME PAR CRAVATE

Par triangle ou mouchoir plié en cravate.

Appliquer le milieu de la cravate sur le dos ou la paume de la main, suivant le pansement à maintenir, entre-croiser les pointes sur le dos ou la paume de la main blessée, les remonter vers le poignet autour duquel on les fixera par un nœud.

42. — BONNET DE LA MAIN

Par triangle ou mouchoir ordinaire.

Selon que le pansement doit être maintenu sur le dos ou dans la paume de la main, appliquer la base du triangle sur l'une ou l'autre de ces deux régions, le sommet du triangle dépassant les doigts; relever les deux extrémités de la base et contourner les bords externe et interne de la main, après avoir remonté, en dessous le sommet du triangle qui pend au-dessous des doigts; fixer les deux extrémités du triangle en contournant le poignet par un nœud.

Usages. — Maintient les pansements, cataplasmes, etc., quand on n'a pas de bandes.

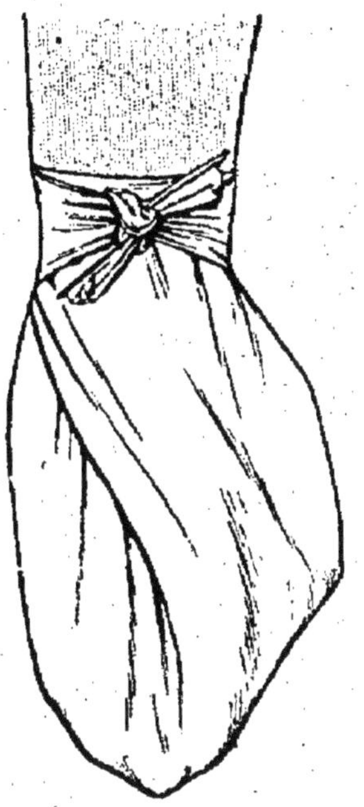

Fig. 60.

43. — T OU CARRÉ PERFORÉ DE LA MAIN

Par une compresse longuette de 0 m. 20 à 0 m. 25 de long sur 0 m. 12 ou 0 m. 15 de large suivant la largeur de la main à recouvrir.

Coudre par son milieu, à l'un des petits côtés de la compresse de 15 centimètres, une petite bande étroite ou un cordon de 0 m. 50: plier la compresse en deux parties égales dans le sens de la longueur, percer quatre trous au niveau de la plicature à distance voulue les uns des autres pour y passer les quatre doigts de la main, remonter les deux bords libres l'un sur le dos, l'autre sur la paume de la main jusqu'au niveau du poignet et les y fixer par des tours circulaires de la bande ou du cordon cousus à l'un des petits côtés.

La compresse n'a pas besoin de se replier sur le dos et sur la paume de la main, elle peut ne couvrir qu'un côté, elle n'a alors que 12 ou 15 centimètres de long, et les trous pour les doigts sont faits près du bord opposé à celui où se trouve cousue la bande.

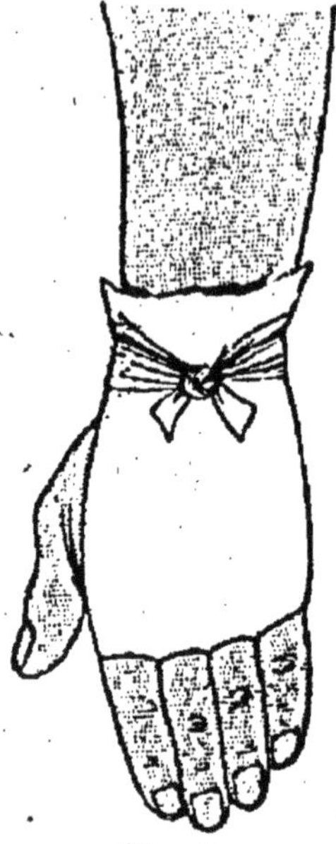
Fig. 61.

Usages. — Maintenir les pansements sur le dos ou la paume de la main dans les cas de brûlures, de plaies contuses, d'écrasement, de phlegmon, etc.

44. — CIRCULAIRE DU PLI DU BRAS

BANDAGE AVANT LA SAIGNÉE

A. *Par bande* de 2 mètres de longueur sur 0 m. 03 à 0 m. 04 de largeur.

Dérouler la bande ; appliquer le plein (le milieu de cette bande), transversalement, à 0 m. 03 au-dessus de l'endroit à saigner, sur la face antérieure du bras, placé en extension ; porter les deux extrémités de la bande autour du bras et les entre-croiser sur la face postérieure du membre ; faire un deuxième circulaire.

Terminer sur le côté externe du bras, en faisant une simple rosette (un nœud facile à défaire à volonté en cas de syncope.)

Bien faire ce bandage à 0 m. 02 ou 0 m. 03 de l'endroit où l'on veut pratiquer la saignée, car, trop haut, il ne maintiendrait pas la veine assez solidement.

Serrer *avec assez de force* pour suspendre la circulation dans les veines superficielles du bras ; mais pas trop, car cela gênerait la circulation de l'artère humérale. Pour défaire ce bandage, tirer simplement sur un des chefs de la rosette.

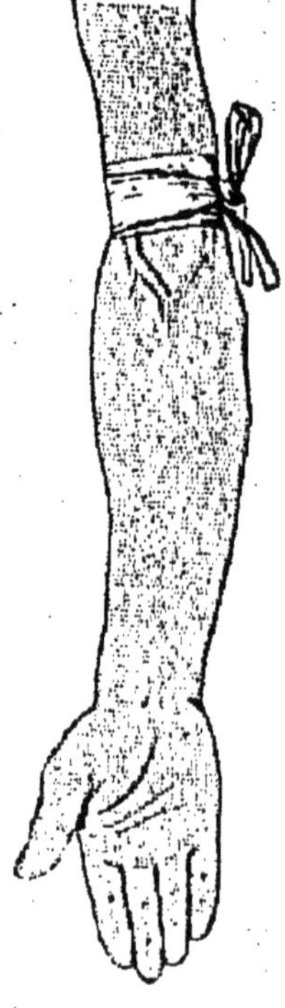
Fig. 62

Usages. — Constriction sur le bras amenant la saillie des veines superficielles du pli du coude et de l'avant-bras.

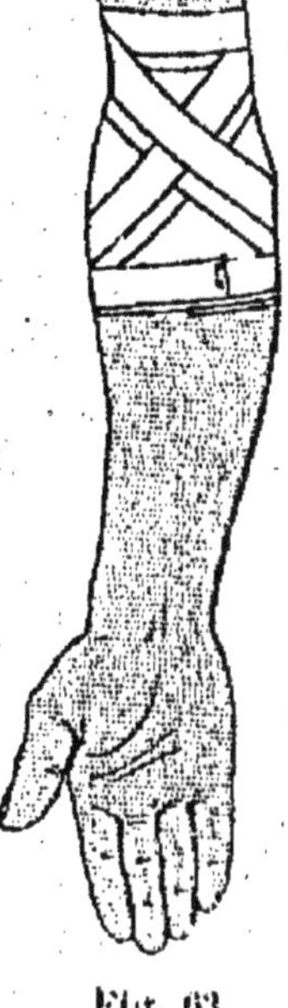

Fig. 63.

B. *Par une cravate*, deux tours circulaires, nœud en rosette ou de chapeau.

45. — CROISÉ DU PLI DU COUDE

BANDAGE APRÈS LA SAIGNÉE

A. *Par bande* de 2 m. 50 environ de longueur et 0 m. 05 de largeur.

(Après la saignée, avoir, en outre, un tampon d'ouate et de la gaze antiseptiques pour faire le pansement.)

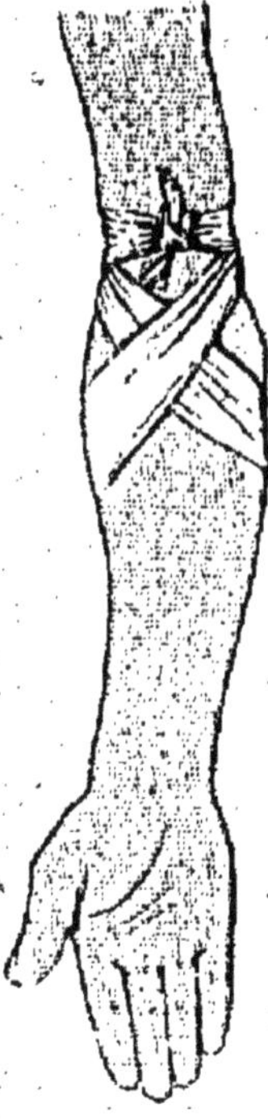

Fig. 64.

Le chef initial est fixé par deux circulaires à la partie supérieure de l'avant-bras ; remonter en avant du pli du coude; gagner le bord *externe* ou *interne* (suivant le bras *droit* ou *gauche*) de la partie inférieure du bras; décrire un circulaire; revenir sur la face antérieure du pli du coude en croisant le premier jet montant; regagner la partie supérieure de l'avant-bras, nouveau circulaire; revenir encore au bras en continuant les croisés, qui s'imbriquent de bas en haut.

Usages. — Maintient les pansements à la région du pli du coude.

Le bandage est utile aussi, dans le cas d'hémorragie artérielle de la région, pour faire la compression.

46. — B. Par cravate de 1 mètre.

Placer le milieu du plein de la cravate sur la partie dorsale de l'avant-bras au tiers supérieur, ramener les deux extrémités en avant et les croiser sur le pli du coude au niveau du pansement de la saignée, remonter derrière le coude, revenir en avant par un circulaire, fixer par un nœud ou des épingles.

Usages comme le précédent.

47. — C. Bonnet du coude.

Par mouchoir plié en triangle. Placer les angles du sommet sur le coude, le milieu de la base du triangle à la partie

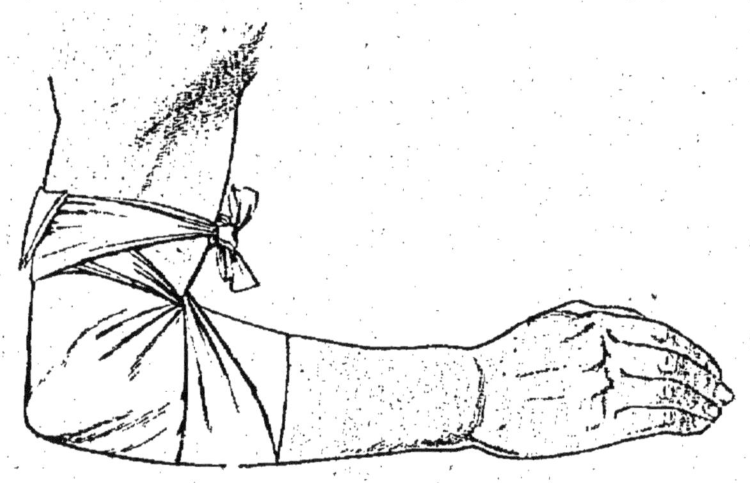

Fig. 65.

dorsale de l'avant-bras au tiers supérieur, en relever les extrémités, les croiser en avant sur la saignée, entourer l'avant-bras et le tiers inférieur du bras, faire un circulaire et nouer en emprisonnant les angles du sommet relevés le long du bras.

Usages. — Maintient les pansements du coude.

48. — BANDAGES OUATÉS SPIRAUX DU MEMBRE SUPÉRIEUR

A. — Spiral de la main.

Par bande de 1 m. 50 de longueur sur 0 m. 04 à 0 m. 05 de largeur.

Le chef initial est fixé obliquement sur la face dorsale de la main; conduire le globe vers l'extrémité des doigts et commencer à ce point des spires ascendantes se recouvrant à moitié, englobant les quatre derniers doigts, jusqu'à la commissure du pouce et de l'index.

Recouvrir le pouce d'un spiral isolé; puis, au niveau de la racine du pouce, commencer une série de renversés, de manière à arriver jusqu'au niveau du poignet. On peut faire aussi un croisé du dos de la main pour consolider.

Terminer le bandage par des circulaires autour du poignet.

Usages. — Maintient les pansements sur la main.

Peut devenir bandage compressif quand il est continué à l'avant-bras et au bras; alors, *ouate interposée entre les doigts* et autour du membre, comme nous le verrons plus tard quand nous décrirons le bandage roulé compressif de tout le membre supérieur.

B. — Spiral de l'avant-bras.

Par bande de 3 m. 50 de longueur environ et de 0 m. 06 de largeur.

Chef initial au poignet, fixer par deux ou trois circulaires, quelques spiraux ascendants se recouvrant à moitié; quand c'est nécessaire, c'est-à-dire quand le bras augmentera de volume et que la bande formera des godets, alors commencer des *renversés*; monter jusqu'au niveau du pli du coude et terminer par une série de circulaires autour de la partie inférieure du bras.

Usages. — Maintient les pansements sur l'avant-bras; ne le serrer que médiocrement.

Ce bandage, quand il est commencé aux doigts ou à la main, et qu'il est continué jusqu'à l'épaule, fait partie du bandage spiral du membre supérieur.

C. — Spiral du bras.

Par bande de 3 à 4 mètres de longueur et 0 m. 04 de largeur.

Commencer au-dessus du coude et terminer à l'aisselle; se fait avec *renversés*, comme le spiral de l'avant-bras.

Absolument semblable au précédent comme application. Peut même se faire *sans renversés*, quand le bras n'est pas trop différent de circonférence.

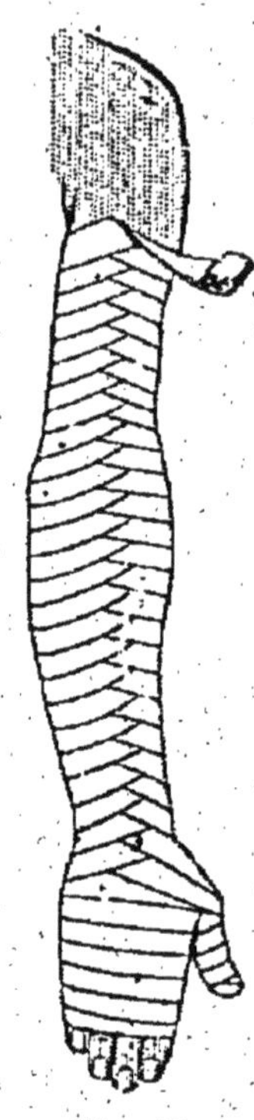

Fig. 66.

49. — Spiral du membre supérieur entier ou bandage roulé compressif ouaté.

Par bandes; plusieurs bandes de 3 mètres à 5 mètres de long et 0 m. 05 à 0 m. 06 de large.

Ce bandage est la réunion des bandages du membre supérieur précédemment décrits : spiral de la main, de l'avant-bras et du bras. Spica du pouce, croisé du dos de la main et du pli du coude qu'on emploie ou délaisse suivant les besoins.

Quand : *Bandage roulé compressif*, envelopper d'abord le membre en entier d'une épaisse *couche d'ouate* pour rendre la compression régulière et élastique.

Garnir aussi les espaces interdigitaux avec de l'ouate pour éviter les compressions douloureuses.

Puis commencer par le dos de la main, comme dans le spiral de la main; continuer par l'avant-bras, le bras, comme dans les bandages décrits ci-dessus, et gagner peu à peu l'épaule en faisant des renversés quand cela est nécessaire ; fixer le chef terminal à la racine du bras ou bien conduire le globe par-dessus l'épaule du membre malade, pour aller, selon le côté, soit en avant, soit en arrière de la poitrine dans l'aisselle opposée, et revenir ensuite vers l'épaule malade, sur laquelle on en fixe l'extrémité, qui de cette façon est moins sujette à glisser.

Usages. — Maintient les pansements; mais surtout, ainsi que son nom l'indique, fait la compression du membre supérieur en entier ou en partie, selon que l'on emploie le bandage en totalité ou dans une de ses parties; spiral de la main, de l'avant-bras ou du bras.

BASSIN ET MEMBRES INFÉRIEURS

SPICAS DE L'AINE

50. — A. Spica simple de l'aine.

Bandage en 8, embrassant la cuisse et le bassin dans chacun de ses anneaux, et dont les croisés se font au niveau du pli de l'aine.

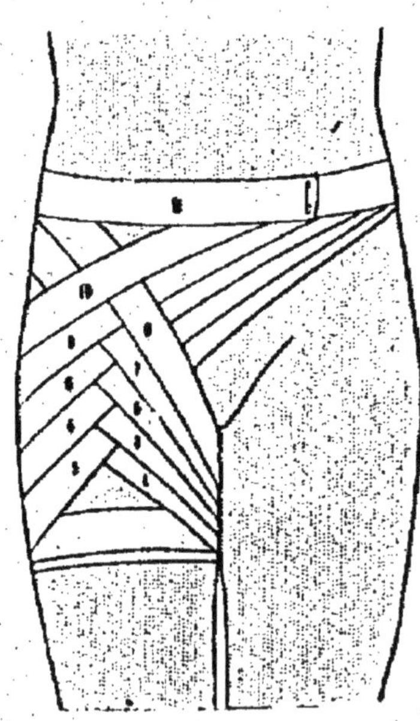

Fig. 67.

Bande de 8 à 10 mètres de longueur sur 0 m. 06 à 0 m. 08 de largeur.

a) *Cuisse droite.* — Chef initial fixé par deux circulaires autour du bassin, au niveau de la crête iliaque ; conduire obliquement le globe en bas et en avant sur l'aine malade, que l'on croisera pour gagner le côté interne de la cuisse droite, jet I, contournant la cuisse en arrière au-dessous du pli fessier, traverser la face externe et ramener le globe obliquement de bas en haut sur le pli de l'aine, jet n° 2, où il croise le jet précédent I, gagner la crête iliaque gauche en traversant l'abdomen, entourer le bassin par un demi-circulaire, puis descendre de la crête iliaque droite, croiser le pli inguinal droit, puis la partie interne de la cuisse, jet 3, le contourner et revenir croiser ce dernier jet par l'oblique 4 qui remonte à la crête iliaque gauche pour continuer le bandage par les jets 5, 6, 7, 8, 9, 10 de la figure et terminer par le circulaire 11.

Les croisés doivent se faire sur le milieu du pli de l'aine ou sur le pansement ouaté, appliqué sur la blessure à l'endroit de l'aine ou de la cuisse où elle se trouve.

Ils doivent toujours aller en remontant de bas en haut et laisser 2 ou 3 centimètres du jet inférieur sans les recouvrir.

b) *Cuisse gauche.* — Tour circulaire du bassin, descendre de la crête iliaque droite à travers l'abdomen, croiser l'aine gauche, contourner les faces externe, postérieure et interne de la cuisse gauche, croiser sur le milieu de l'aine le jet précédent en remontant vers le bassin, faire un demi-tour circulaire sur les reins, puis, arrivé à la crête iliaque droite, redescendre à travers l'abdomen, croiser à nouveau l'aine et continuer en suivant le premier spica jusqu'à ce que l'aine et le pansement ouaté soient recouverts.

Pour consolider ce bandage, on peut faire après chaque jet oblique descendant un tour circulaire complet de la cuisse par-dessus les jets croisés précédents en les recouvrant en entier. On les fixe tous ensemble de bas en haut sur la partie médiane du spica avec de grandes épingles anglaises une fois le bandage terminé.

Usages. — Bandage important. Fréquemment employé, sert à maintenir les pansements en région inguinale ou à exercer la compression sur l'aine à l'aide d'un tampon de ouate interposé entre l'aine et le bandage.

51. — Spica simple de l'aine par cravate ou cravate inguinale de Mayor.

Par cravate de 2 m. 60 de long.

Plein de la cravate à la région lombo-sacrée; croiser les

deux chefs sur le pli inguinal; contourner la cuisse en dehors et en dedans avec chacun des chefs; les fixer en avant au niveau de l'entre-croisement.

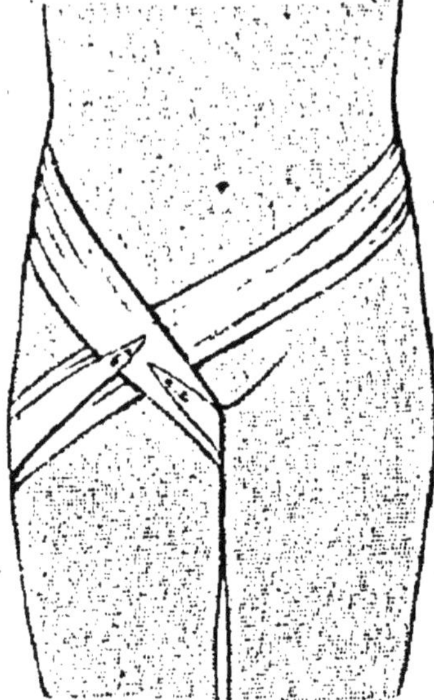

Fig. 68.

Usages. — Remplace le spica de l'aine; mêmes usages.

52. — Spica double de l'aine.

Par deux bandes de 10 mètres de long et 0 m. 06 de large, réunies bout à bout.

a) *Aine gauche la première.* — Chef initial fixé par deux circulaires autour du bassin, au niveau de la crête iliaque; partant de l'épine iliaque droite, faire descendre la bande obliquement au-devant de l'hypogastre, au-dessus du pubis; croiser le pli inguinal gauche, jet 2, contourner la partie supérieure et externe de la cuisse gauche; contourner sa face postérieure au-dessous du pli fessier, sa face interne; remonter jet 3 sur le pli inguinal en croisant le jet précédent 2; remonter sur le côté gauche du bassin, le contourner en arrière et atteindre l'épine iliaque droite; de là, descendre obliquement sur le pli inguinal droit, jet 4, contourner la face interne de la cuisse droite, face postérieure et face externe de cette même cuisse, remonter sur le pli inguinal du même côté, jet 5, où l'on croise le jet précédent 4, et diriger le globe au-dessus du pubis, pour aller

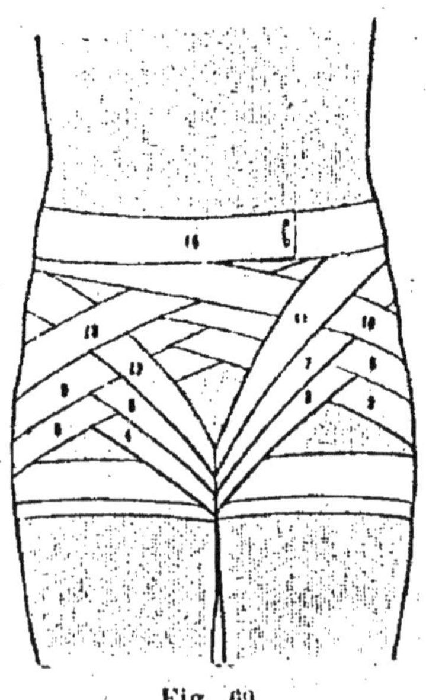

Fig. 69.

vers l'épine iliaque gauche. De là, contourner encore le bassin, revenir à l'aine gauche, jet 6, et ainsi de suite jusqu'au jet de bande 13.

Terminer par un ou deux circulaires autour du bassin, jet 14. On peut aussi faire un tour circulaire sur la cuisse après chaque tour oblique en recouvrant les spicas comme il est dit au spica simple. Le bandage en est plus régulier et surtout plus solide.

b) *Aine droite la première avec tours circulaires autour de la cuisse.* — Chef initial fixé autour du bassin au niveau des crêtes iliaques par deux tours circulaires, descendre de la crête iliaque droite au-devant de la cuisse droite croisant le pli inguinal droit (jet n° 4 de la figure), contourner la cuisse sur ses faces interne, postérieure et externe, faire un tour circulaire autour de la cuisse. La bande étant arrivée à la face externe, remonter (jet n° 5) en croisant le jet n° 4. Sur le pli inguinal droit, traverser en remontant l'abdomen et le pli inguinal gauche, gagner la hanche gauche, contourner les reins jusqu'à l'épine iliaque droite antérieure et supérieure, de là descendre à travers l'abdomen, croiser le pli inguinal gauche (jet n° 2), contourner la cuisse gauche sur ses faces externe, postérieure et interne, faire un tour circulaire et remonter (jet n° 3) en croisant le jet n° 2. Gagner la hanche gauche, contourner les reins, arriver à l'épine antérieure et supérieure droite, redescendre sur la cuisse droite par le jet n° 8, faire un tour circulaire de la cuisse, remonter par le jet n° 9, traverser l'abdomen, gagner la hanche gauche, contourner les reins, descendre, traverser l'abdomen (jet n° 6) et le pli inguinal gauche, faire un circulaire de la cuisse, remonter par le jet n° 7, croiser le jet n° 6 sur le pli inguinal gauche et continuer en remontant suivant la figure du premier spica double. Terminer par circulaire à la taille si c'est possible.

Usages. — Bandage important, employé pour maintenir les pansements aux régions inguinales droite et gauche, et exercer de la compression sur les deux aines à l'aide de tampons d'ouate interposés entre les aines et le bandage.

53. — T SIMPLE DE L'AINE; BANDAGE TRIANGULAIRE DE L'AINE

Par bande de 2 mètres de long; deuxième bande de 0 m. 50; triangle rectangulaire de forte toile; coudre le triangle par le petit côté de l'angle droit vers le tiers de la largeur de la bande de 2 mètres; fixer au sommet du triangle la petite bande.

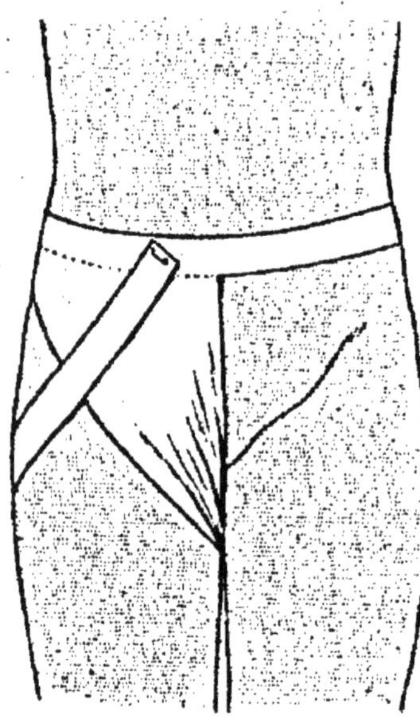

Fig. 70.

Longue bande circulairement placée autour du bassin de manière que le triangle recouvre l'aine en ayant le grand côté en dehors; conduire la petite bande entre les deux jambes; contourner la cuisse en arrière, en dehors et fixer le chef terminal sur la partie circulaire, en avant sous l'ombilic.

Usages. — Sert à maintenir les pansements surtout chez les malades alités. Ne peut pas faire de la compression inguinale aussi bien que le spica.

54. — T DOUBLE DES DEUX AINES OU TRIANGLE DE L'ABDOMEN

Répéter à l'aine droite et à l'aine gauche le T triangulaire de l'aine précédemment décrit, avec deux triangles rectangulaires de toile cousus l'un près de l'autre à la bande faisant le tour du corps, par le petit côté de l'angle droit. Les deux sommets sont munis chacun d'une petite bande étroite qui contourne les parties interne, postérieure et externe de la cuisse correspondante et qui, ramenée obliquement en avant et en haut, passe sur le T triangulaire et se fixe à la ceinture, en croisant l'aine.

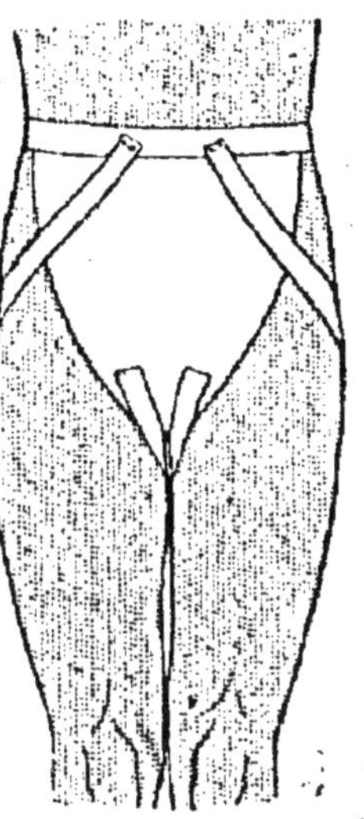
Fig. 71.

On peut aussi tailler un triangle de forte toile sur la dimension de l'abdomen à recouvrir, le coudre dans son grand côté à la bande qui se fixera à la ceinture; l'angle aigu pend au-devant du pubis. On coud à cet angle une bande que l'on conduit en arrière entre les jambes et qu'on fixe dans le dos à la bande de ceinture.

55. — BONNETS DE LA RÉGION FESSIÈRE

A. — Bonnet de la fesse (Mayor).

Par *cravate longue* de 1 m. 50 ou bande de même longueur, et triangle de 1 mètre de long sur 0 m. 50 de hauteur.

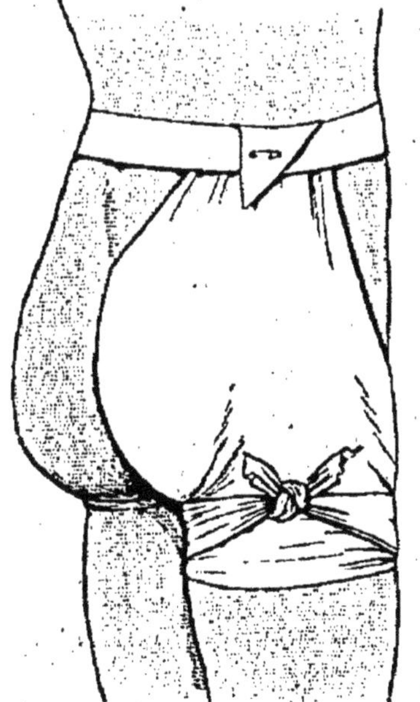
Fig. 72.

Placer la cravate ou la bande en ceinture au-dessus du bassin; appliquer la base du triangle au-dessous du grand trochanter du côté malade; contourner la cuisse en avant et en arrière avec les deux extrémités du triangle; revenir sur la partie externe, où on les fixe par nœuds ou épingles; diriger la pointe du triangle en haut en enveloppant la fesse, l'engager sous la ceinture, la replier et fixer.

Usages. — Bandage utile pour maintenir les pansements sur la région fessière; peut très facilement se faire avec une ceinture quelconque et un mouchoir.

On peut aussi faire un bandage carré, comme celui de la nuque.

56. — B. Bonnet des deux fesses (Mayor).

Par triangle de 1 m. 20 à 1 m. 50 de long à la base et haut de 0 m. 50.

Placer la base du triangle horizontalement à la région sacrée; conduire les deux angles autour de l'abdomen, les fixer en avant par nœuds ou épingles; le sommet du triangle, dirigé en bas, est conduit entre les jambes, sous le périnée, relevé sur le pubis et fixé sur la partie antérieure du bandage, à l'aide d'un bout de bande si le triangle n'est pas assez long.

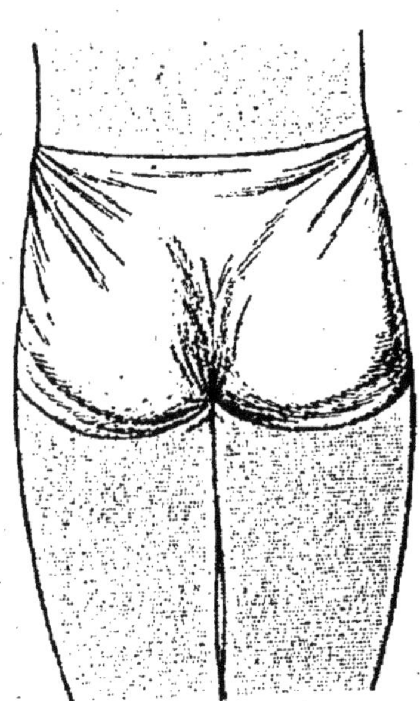

Fig. 73.

Usages. — Maintient les pansements sur les régions fessières.

57. — CROISÉ DU GENOU ANTÉRIEUR OU POSTÉRIEUR (8 DE CHIFFRE)

Par bande de 4 mètres sur 0 m. 06.

a) *Antérieur.* — Deux circulaires au-dessous du genou, remonter obliquement en avant sur la partie inférieure de la rotule 1 pour gagner le côté interne ou externe de la partie inférieure de la cuisse (suivant le membre droit ou gauche); faire un circulaire au-dessus du genou et descendre obliquement pour croiser. 2, au-devant de la rotule le jet précédent, faire un circulaire au-dessous du genou, remonter comme pour le premier jet et continuer en faisant trois ou quatre 8 de chiffre semblables au premier et s'imbriquant de bas en haut, pour terminer par un circulaire au-dessus du genou.

Postérieur. — Il s'applique de la même manière à la partie postérieure de l'articulation du genou, en faisant les croisés sur le creux poplité.

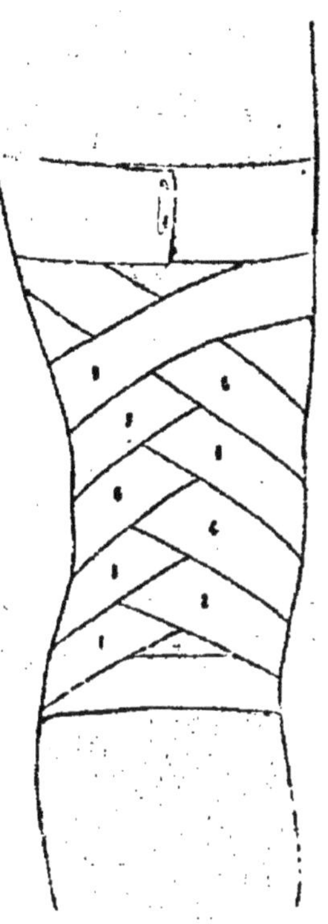

Fig. 74.

Usages. — Maintient les pansements, les topiques, les cataplasmes, comprime le creux poplité dans les anévrismes, le genou dans les hydarthroses, dans ce dernier cas on se sert de bandes de flanelle ou de tissus élastiques.

58. — PAR CRAVATE DE 1 M. 30

Placer le milieu du plein de la cravate au-dessus de la rotule (pour le croisé antérieur), faire un circulaire et ramener obliquement de haut en bas et en avant les chefs pour les croiser sur la rotule ; de là, les faire passer en arrière et, après les avoir croisés sur le creux poplité, les ramener en avant sur les tubérosités du tibia, où on les attache.

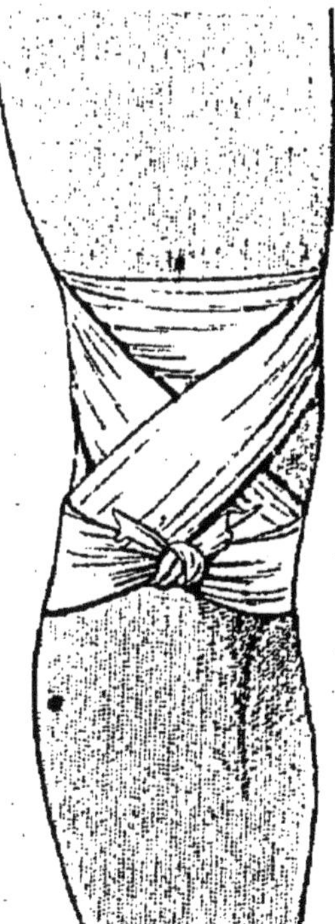

Fig. 75

Pour le croisé postérieur, placer le plein de la bande à la partie inférieure et postérieure de la cuisse, et suivre le même trajet que pour le croisé antérieur.

59. — TRIANGLE JAMBIER DE MAYOR

Par un plein triangulaire. Grand mouchoir de 0 m. 50 à 0 m. 60.

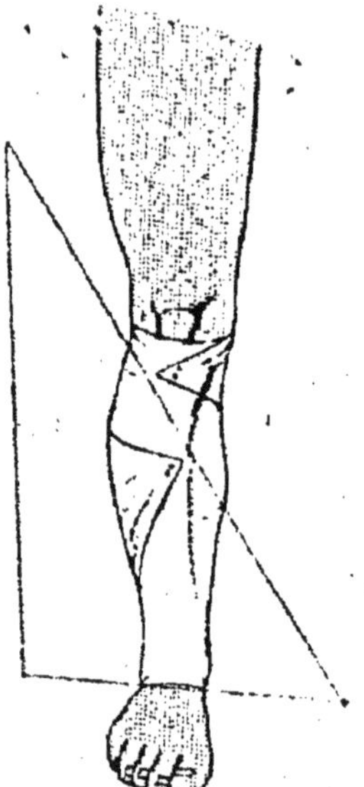
Fig. 76.

Étendre le plein triangulaire par-dessus la jambe de façon que le grand côté du triangle placé en biais traverse obliquement l'axe de la jambe, l'extrémité supérieure étant d'un côté au niveau du genou et l'extrémité inférieure de l'autre côté au niveau des malléoles.

Recouvrir la jambe et le mollet en ramenant le sommet du triangle situé au tiers inférieur qu'on recouvre lui-même en sens inverse par l'extrémité inférieure de la base qu'on enroule au-dessus des malléoles.

Ramener enfin l'extrémité supérieure de la base et l'enrouler autour de la jambe au-dessus du mollet. Fixer ces extrémités par des épingles.

Usages. — Maintient les pansements sur la jambe.

60. — CROISÉ DU DOS DU PIED (ÉTRIER)

(8 DE CHIFFRE)

Par bande de 2 mètres sur 0 m. 04.

Faire deux circulaires autour de la partie inférieure de la jambe, descendre obliquement sur le dos du pied (du côté interne ou externe suivant le pied), en le croisant le plus près possible de la naissance des orteils ; gagner la plante, faire un circulaire et remonter sur la partie dorsale du pied, en croisant le jet précédent sur la ligne médiane ; faire un circulaire autour de la jambe et redescendre comme précédemment en faisant une série de 8, jusqu'à l'épuisement de la bande.

Usages. — Sert à maintenir des pièces de pansement, cataplasmes, et dans la saignée du pied.

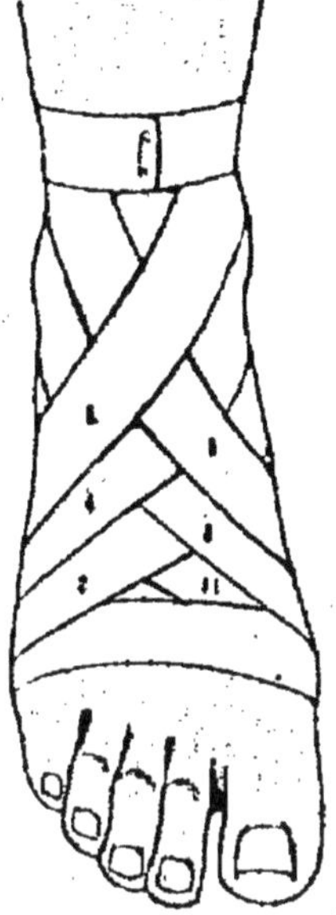

.Fig. 77.

61. — B. Par cravate de 1 m. 10.

Appliquer le plein de la cravate par son milieu sous la plante du pied, relever les deux extrémités sur les côtés externe et interne, puis les croiser sur le dos du pied pour remonter au-dessus des malléoles ; les contourner et revenir en avant nouer les deux bouts, si la longueur de la cravate le permet.

Usages. — Maintient vésicatoires, topiques, cataplasmes.

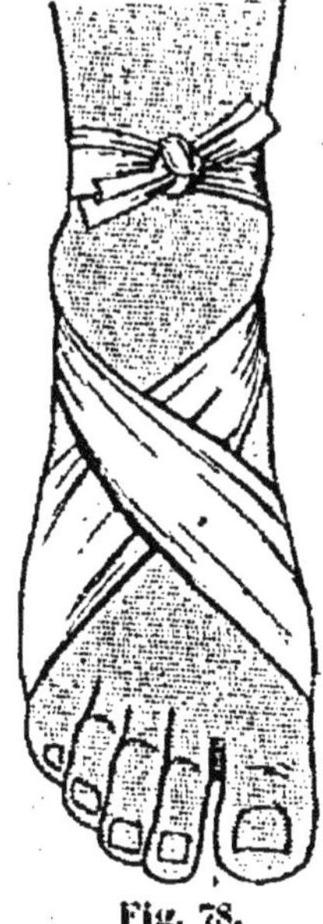

Fig. 78.

62. — TRIANGLE DU PIED

Par mouchoir de 0 m. 50.

Par mouchoir ordinaire plié en triangle.

Placer la base du triangle sous la plante du pied dans sa partie médiane, les sommets en avant des orteils. Recouvrir ces derniers par les sommets relevés sur la face dorsale du pied ; relever alors les deux extrémités de la base du triangle sur les bords interne et externe, les croiser sur le dos du pied et les attacher derrière les malléoles ou sur le

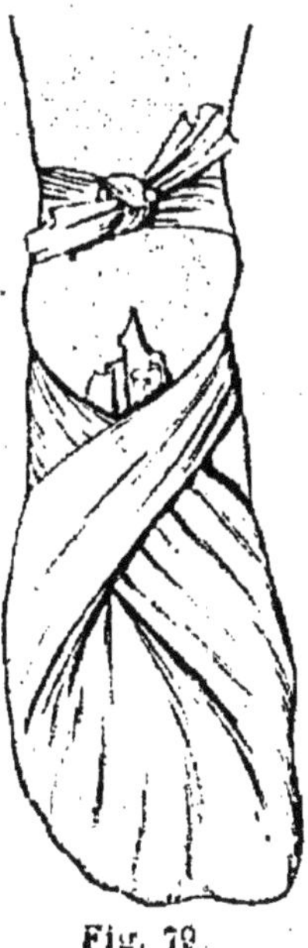

Fig. 79

devant après avoir fait un circulaire, si la cravate est assez longue.

63. — BANDAGE DE BAUDENS

Bandage de l'entorse.

Par bande de 7 mètres sur 0 m. 04 en toile, en flanelle ou tissu élastique.

Pied droit. — Envelopper le pied d'une couche légère de ouate. Le chef initial de la bande est placé derrière le talon (sur le bord interne pour le pied gauche, sur le bord externe pour le pied droit) ; suivre la face plantaire jusqu'à la nais-

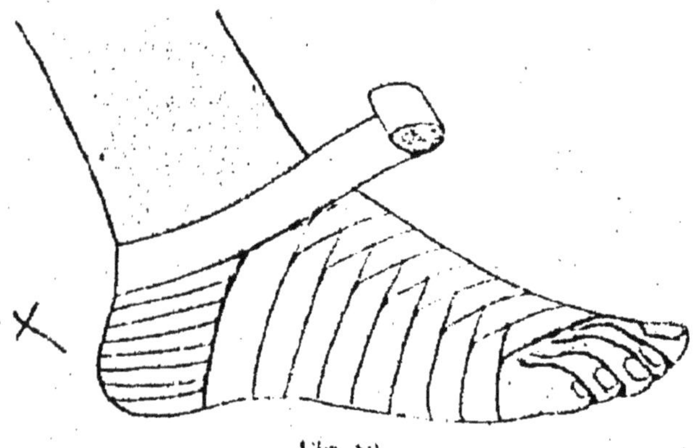

Fig. 80.

sance du petit ou du gros orteil ; là, remonter obliquement sur le dos du pied en suivant la racine des orteils, pour descendre droit sous la plante du pied et revenir sur la face dorsale ; croiser le jet précédent, le moins obliquement possible, pour de là gagner pour le pied droit, le bord interne qu'on suit de très près et passer derrière le talon, en recouvrant le jet précédent des trois quarts, puis revenir, en le suivant, faire des croisés jusqu'à ce que le pied soit enveloppé d'une série de jets de bandes imbriqués de bas en haut, des orteils, aux malléoles, au-dessus desquelles on termine par des tours circulaires.

Usages. — Ce bandage sert, dans les entorses du pied, pour comprimer ou contenir (si la bande est amidonnée, plâtrée, silicatée) et pour immobiliser toutes les articulations du pied ; peut remplacer le spiral du pied dans le bandage de Theden.

Très utile pour combattre l'œdème du pied et maintenir l'articulation tibio-tarsienne après les entorses.

64. — BONNET DU TALON

A. — Par bande.

Par bande de 2 mètres sur 0 m. 06.

Employé dans le *bandage de Theden*, ou bandage compressif du membre inférieur, pour couvrir complètement le talon ainsi que dans les bandages plâtrés ou silicatés.

Dans les cas de blessures du talon ou pour maintenir un cataplasme, etc., il vaut mieux envelopper le talon avec un mouchoir, un triangle ou une fronde.

La difficulté de ce bandage consiste à recouvrir exactement le talon, par cinq tours de bande dont trois circulaires et deux obliques.

Pour avoir un bandage plus solide et plus régulier, il faut garnir le talon avant de recouvrir le pied par le spiral.

Le membre soutenu par un aide, l'opérateur se place à droite du membre malade, la face tournée vers le malade (Chavasse).

Il applique le chef initial sur la malléole qui se trouve à sa gauche (externe pour le pied droit et interne pour le pied gauche), conduit la bande sur la face antérieure du cou-de-pied, de là sur le sommet du talon et vient couvrir le chef initial, après avoir décrit un tour circulaire ; il exécute ensuite un deuxième tour de bande semblable au premier, dont il recouvre un peu plus du tiers supérieur, puis un troisième tour identique recouvrant le tiers inférieur du premier jet, formant ainsi un godet en avant et en arrière.

Le talon est ainsi masqué et il ne s'agit plus que de fixer ces trois tours circulaires superposés par deux tours obliques.

Le globe se trouvant alors devant le cou-de-pied est con-

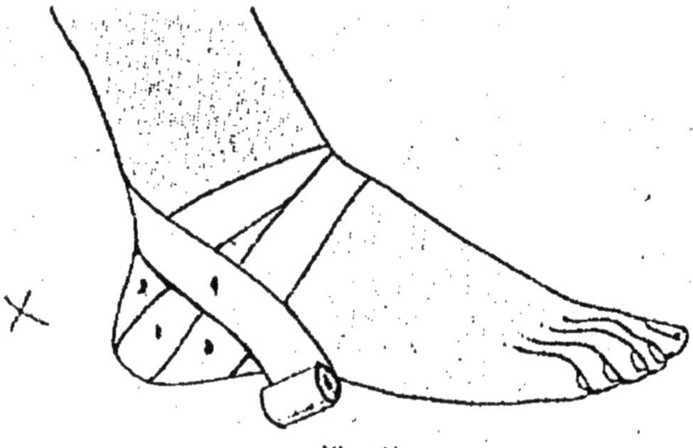

Fig. 81.

duit obliquement sur la malléole à droite de l'opérateur, puis en arrière sur le tendon d'Achille, en y recouvrant le godet supérieur formé par les jets de bande précédents,

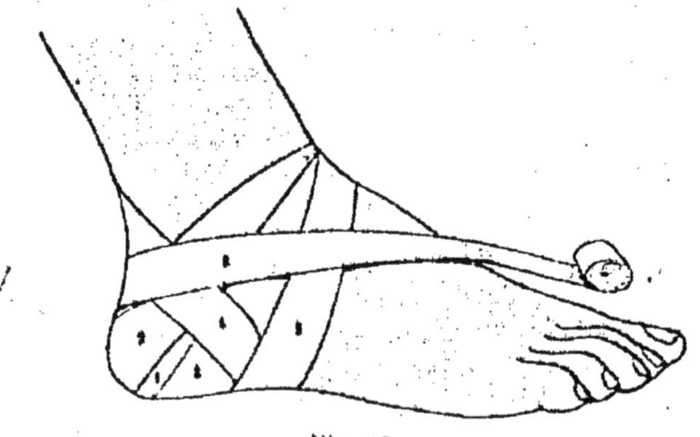

Fig. 82.

ensuite presque transversalement sous la malléole de gauche, et de là directement *sous* la plante du pied.

La bande passe transversalement sous cette dernière en recouvrant le godet inférieur, contourne le bord du pied, traverse la face dorsale se dirige vers la malléole de gauche, va en arrière sur le tendon d'Achille, est ramenée d'arrière en avant obliquement sous la malléole de droite, et de là gagne directement la face plantaire, qu'elle croise transversalement ; elle contourne de nouveau le bord du pied, remonte sur la face dorsale et se dirige vers la malléole de droite, sur le tendon d'Achille, puis sur la malléole de gauche faisant un circulaire et va enfin gagner l'extrémité du pied en croisant la face dorsale.

On commence alors sur la racine des orteils le bandage spiral qui va envelopper le pied en faisant les renversés nécessaires sur le milieu de l'axe dorsal et en recouvrant à moitié ou même aux deux tiers chaque tour de spire ; le pied une fois enveloppé, on croise avec la bande le devant du cou-de-pied et on l'arrête par deux tours circulaires autour de la région sus-malléolaire. Si le bandage doit se terminer là, on a ainsi le spiral du pied (A). Voir Bandage de Theden.

65. — B. Par mouchoir.

Mouchoir ordinaire replié en triangle.

Placer le plein de la base du triangle sous la plante du

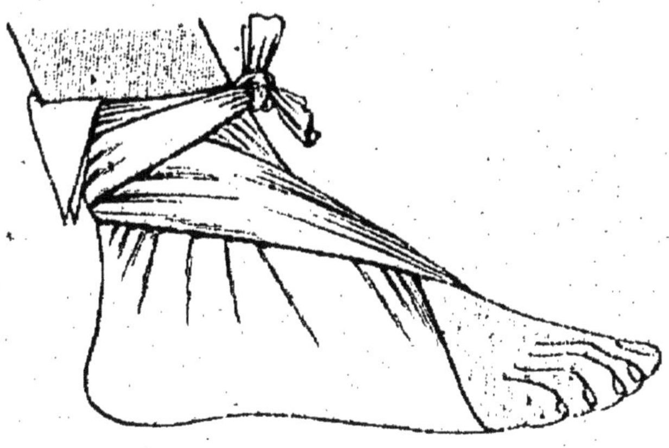

Fig. 83.

pied au milieu, le sommet étant dirigé en arrière.

Relever ce sommet derrière le talon, le long de la jambe,

puis relever les deux extrémités de la base sur les bords interne et externe du pied, et de là aller les fixer en arrière à la partie postérieure de la jambe. Replier le sommet du triangle sous les extrémités nouées de la base.

C. — Par triangle simple.

Même manière de procéder. Seulement au lieu d'avoir les deux triangles superposés du mouchoir, le triangle est simple.

D. — Par fronde.

Prendre une pièce de linge de 0 m. 80 ou 0 m. 90 sur 0 m. 15 ou 0 m. 16 de large, la fendre de chaque côté jusqu'à 0 m. 06 ou 0 m. 07 du milieu.

Appliquer le plein de la fronde sur le talon, relever les deux chefs supérieurs derrière le tendon d'Achille, les ramener d'arrière en avant et de haut en bas pour les croiser sur le dos du pied, et, continuant à les développer, les croiser sous la plante pour les ramener sur la partie dorsale, où on les épingle.

Les deux chefs inférieurs sont ramenés de bas en haut, croisés sur le dos du pied et entourés autour de la partie inférieure de la jambe, pour les épingler après avoir fait un circulaire.

66. — BANDAGES SPIRAUX COMPRESSIFS DU MEMBRE INFÉRIEUR DIT BANDAGE OUATÉ DE THEDEN

A. — Bandage spiral du pied.

Par bande de 5 mètres sur 0 m. 05.

Après avoir fait le bonnet du talon descendre la bande obliquement sur le bout des orteils, faire deux tours circulaires pour la fixer, puis continuer le spiral en faisant un circulaire ou un renversé sur la ligne médiane du dos du pied à chaque tour de bande, en recouvrant le tour de spire précédent de la moitié ou même des deux tiers ; faire si c'est nécessaire *le croisé du dos* du pied et terminer par un ou plusieurs circulaires au-dessus des malléoles, puis on passe au spiral de la jambe.

B. — Bandage spiral de la jambe.

Par bande de 5 mètres sur 0 m. 06.

On procède de la même façon que pour le bandage précédent.

Un tour circulaire autour des malléoles, continuer par des renversés sur la crête du tibia et terminer par des tours circulaires au-dessous du genou.

C. — Faire le croisé du genou pour le couvrir ainsi que le jarret, comme il est décrit au n° 57.

D. — Bandage spiral de la cuisse.

Par bande de 5 mètres sur 0 m. 08.

Tours circulaires au-dessus du genou, renversés jusqu'à la racine de la cuisse, terminer par tours circulaires autour du bassin, car la cuisse étant conique le bandage glisserait.

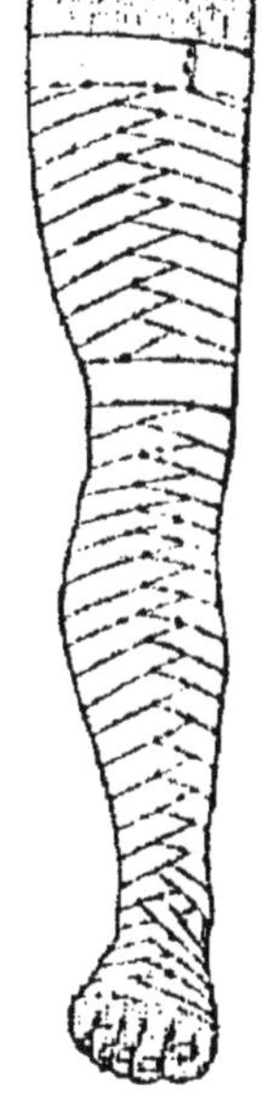

Fig. 81.

Ce bandage compressif *ouaté* de Theden est la réunion des bandages du membre inférieur. Bonnet du talon ; croisés du pied et du genou ; spiraux du pied, de la jambe et de la cuisse avec renversés. Le membre à comprimer est garni de plusieurs couches d'ouate, depuis les orteils jusqu'au pli inguinal donnant au membre le double ou le triple de son volume. Cette ouate est fixée d'abord par de larges tours de bande en spirale, puis on procède ensuite à l'application du bandage roulé compressif décrit plus haut.

Usages. — Maintient les pansements, les topiques, les

cataplasmes, fait la compression dans les varices, les anévrismes, l'œdème, la phlébite des membres inférieurs.

67. — BONNET DES MOIGNONS

Par triangle, qui varie suivant le volume du membre.

Placer la base sur la face postérieure du membre, à 0 m. 15 ou 0 m. 20 au-dessus de l'extrémité du moignon, ramener le sommet d'arrière en avant, en recouvrant le moignon. Conduire les deux chefs de la base horizontalement en avant, les croiser sur le sommet, qu'ils maintiennent, les nouer ou les fixer avec des épingles.

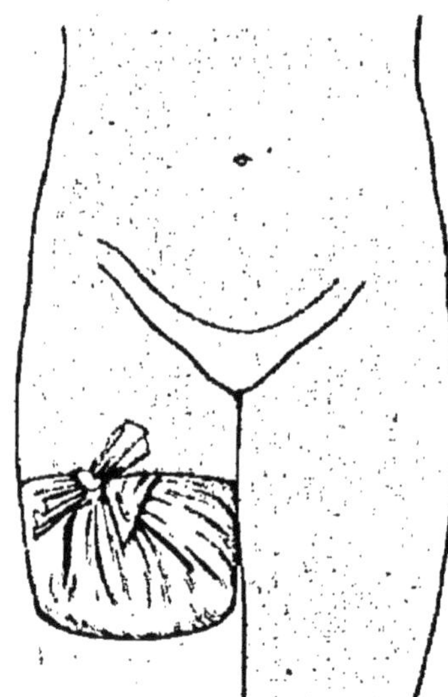

Fig. 85.

68. — BANDAGE RÉCURRENT

Capeline des moignons.

A. — Par *bande à deux globes* de 6 mètres de long sur 0 m. 10 de large.

Placer le plein de la bande à 10 centimètres au-dessus du moignon sur la face antérieure du membre; diriger les deux globes, un de chaque côté, en arrière, les entre-croiser, ramener le globe inférieur verticalement d'arrière en avant en passant sur le milieu du moignon, ramener en même temps par un tour circulaire, le globe supérieur en avant en le conduisant plus loin que le globe vertical, rabattre ce dernier par-dessus le plein circulaire pour descendre de nouveau verticalement et passer sur le moignon d'avant en arrière, en remontant jusqu'au niveau du premier entre-croisement, le maintenir par un tour circulaire du globe horizontal, le renverser par-dessus celui-ci et le ramener en avant; continuer de la sorte en faisant exécuter à un des deux globes alternativement, un mouvement de va-et-vient *vertical* d'avant en arrière et d'arrière en avant, passant sur le moignon tantôt à droite, tantôt à gauche pour le couvrir en entier pendant que l'autre globe consolide les renversés du premier par des tours circulaires horizontaux.

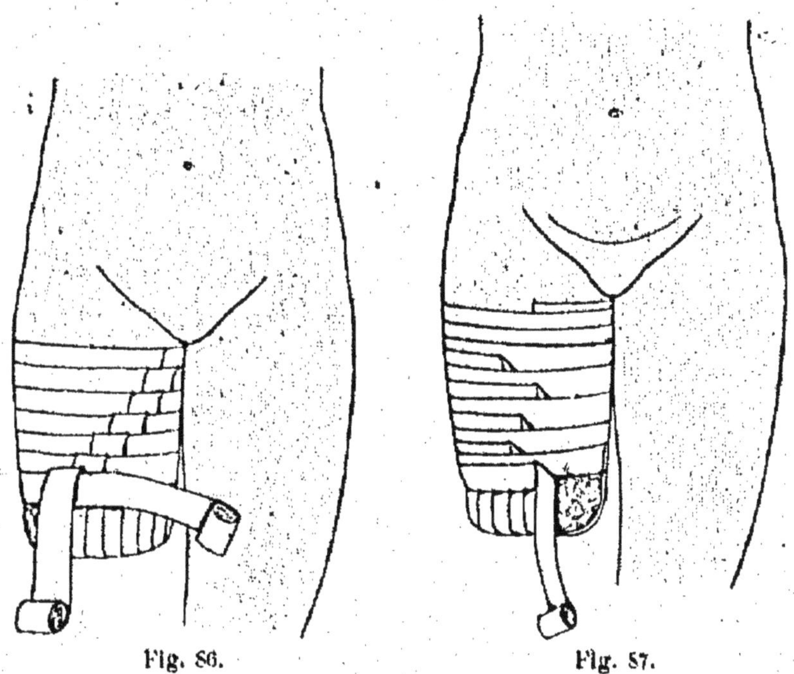

Fig. 86. Fig. 87.

B. — Par *bande à un globe* de 6 mètres de long sur 0 m. 10 de large.

Fixer la bande par deux circulaires à 10 centimètres audessus du moignon. Arrivé en avant au milieu de la circonférence du membre faire un renversé maintenu par une épingle ou par le pouce de la main gauche, descendre verticalement, passer sur le moignon, remonter en arrière jusqu'au tour circulaire, faire un nouveau renversé et assujettir ces deux renversés par un tour circulaire. Continuer ce mouvement de va-et-vient faisant alternativement un tour vertical et un tour circulaire horizontal ; terminer par des tours circulaires une fois le moignon recouvert.

C. — Peut se faire avec deux bandes à un globe dont l'une décrit des tours circulaires autour du moignon, et l'autre des jets obliques d'avant en arrière maintenus par les tours circulaires de la première bande.

Usages. — Maintient les pansements après les amputations.

DEUXIÈME PARTIE

PREMIERS SOINS D'URGENCE

GÉNÉRALITÉS

MANIÈRE D'ABORDER ET DE DÉSHABILLER LES MALADES GRAVES OU LES BLESSÉS

Quand on se trouve en présence d'un malade ou d'un blessé, il faut l'aborder avec douceur, l'interroger sur la façon dont est arrivé l'accident. Desserrer les vêtements au cou, à la poitrine, à la taille, l'asseoir par terre appuyé contre un mur ou un arbre (à la campagne ou dans la rue), dans un fauteuil si c'est possible, sauf s'il est en syncope car il faut alors l'étendre par terre la tête basse et les jambes relevées.

S'il y a hémorragie, se hâter de mettre à nu la partie blessée et pour cela il faut découdre la manche de l'habit ou le pantalon sur la couture externe; si le sang coule abondamment, ne pas s'attarder à découdre, il faut couper l'étoffe près de la couture et arrêter l'hémorragie par les moyens indiqués plus bas.

En cas de fracture manier doucement le membre fracturé afin de ne pas lui imprimer des mouvements qui pourraient faire souffrir le malade et compliquer l'accident en faisant déchirer la peau, les tissus, les veines ou les artères qui entourent l'os brisé, par un de ses fragments, ou rendre complète une fracture qui ne l'est pas. C'est pour ces mêmes raisons qu'il faut toujours immobiliser un membre blessé avant de transporter le patient.

Quand le blessé est transporté chez lui, à l'ambulance ou à l'hôpital, il faut le déshabiller avec précaution. Si les bras sont le siège de la lésoin, défaire la manche du côté sain, puis tirer l'autre manche en soutenant le bras blessé. Faire de même pour le gilet, la chemise, etc. Si le membre inférieur est blessé, on glisse le fond du pantalon sous le siège puis on fait sortir de sa jambière la jambe saine pour tirer ensuite doucement la seconde en soutenant le membre blessé.

Les chaussures doivent être retirées avec précaution ; si elles sont trop adhérentes il faut les découdre ou les couper près des coutures.

Les bas et les chaussettes s'enlèvent facilement en tirant de haut en bas. Il faut soutenir le cou-de-pied, on peut aussi les couper près des coutures en cas d'entorse grave avec fort gonflement, ou de luxation.

Quand une femme se trouve mal ou tombe en état de syncope ou d'asphyxie il est presque impossible de dégrafer *son corset*, il faut de suite couper le lacet passé dans les œillets du dos, on tire ensuite le corset en avant.

MANIÈRE DE COUCHER LES MALADES OU LES BLESSÉS DANS LEURS LITS

Une fois opérés et pansés, il faut coucher les blessés et les malades dans la position la plus favorable à leur guérison et pour leur éviter des souffrances on les place ordinairement dans le décubitus dorsal.

La tête basse s'ils ont perdu beaucoup de sang et ont été en syncope, les jambes liées ensemble et relevées, ou soutenues par un coussin sous les jarrets.

La tête haute, le blessé presque assis, le corps soutenu par des oreillers s'il y a pleurésie, maladie de cœur, congestion pulmonaire ou cérébrale ou blessure de la poitrine.

Les bras ou avant-bras, les mains, seront relevés et soutenus par des coussins s'il y a plaies, fractures, entorses ou brûlures.

Dans les mêmes cas *les jambes et les cuisses* devront être placées sur un plan légèrement incliné, garni de coussins, plus haut aux pieds qu'aux cuisses et bien assujetties pour ne pas causer de la douleur par une position instable ou défectueuse de rotation en dedans ou en dehors.

Les pieds seront maintenus droits par des liens, ou fixés sur une planchette nommée semelle ou placés dans une gouttière.

Dans les blessures du crâne et de la face mettre la tête bien relevée et solidement assujettie pour qu'elle ne roule pas en dehors des oreillers ou des coussins qui seront creusés en gouttière.

Dans les blessures siégeant à la *partie antérieure* ou *latérale du cou,* incliner la tête en avant ou sur le côté.

Dans celles qui siègent *à la nuque,* maintenir la tête en arrière afin de rapprocher dans ces différents cas les lèvres de la plaie, ne pas tirailler les points de suture et faciliter la cicatrisation.

Dans les *blessures de la poitrine,* les blessés seront assis penchés en avant ainsi que dans les congestions pulmonaires, maladies du cœur, pleurésie, etc.

Dans les *blessures accidentelles ou plaies après opération du ventre,* le tronc sera relevé, les jambes, repliées sur les cuisses, seront attachées ensemble ou soutenues sous les jarrets par un traversin ou tout objet pouvant en tenir lieu, afin de détendre la paroi abdominale ; mêmes soins dans les péritonites, appendicites, etc.

Dans les fractures du bassin ou de la colonne vertébrale, le blessé sera mis dans le décubitus dorsal bien soutenu par des coussins mous, ou sur un matelas d'eau ou placé dans la gouttière de Bonnet (fig. 141).

Dans bien des cas, on placera par-dessus les parties du

corps blessées, un cerceau pour éviter la pression des couvertures et des draps.

MANIÈRE DE CHANGER DE LINGE LES MALADES OU LES BLESSÉS

En hiver, il faut d'abord chauffer le linge de rechange qui pourrait être frais ou humide. On le chauffe soit à l'étuve, soit dans des paniers spéciaux, soit sur un poêle devant la cheminée, soit sous l'édredon ou la couverture du malade. Il faut avoir soin en préparant le linge propre, gilet de flanelle, chemise, etc., de déboutonner tous les boutons et de dénouer tous les cordons pour ne pas faire attendre et refroidir le malade.

Dans les cas simples on fait asseoir le malade, on retire la chemise de dessous le siège et lui faisant lever les bras en l'air on tire la chemise par en haut, puis le gilet de flanelle.

Pour les remettre, on fait de même; les bras étant en l'air, on les introduit dans les manches et on tire le vêtement en bas pour l'appliquer sur le corps en passant en dernier lieu la tête dans l'ouverture.

On peut passer le gilet de flanelle et la chemise en même temps; on place d'abord les manches l'une dans l'autre comme on fait pour les petits enfants.

Quand le malade ne peut s'asseoir, on le soulève suffisamment pour pouvoir remonter la chemise derrière la nuque ainsi que sous le menton en la roulant, puis on soulève la tête et on la fait passer à travers l'ouverture en portant la chemise en avant, pour dégager ensuite les bras.

Pour remettre la chemise, on introduit d'abord les bras dans les manches, on rassemble dans une main la partie postérieure de la chemise et les bras étant très relevés sur les côtés de la tête, on soulève celle-ci et on la fait passer dans l'ouverture, on soulève alors un peu le malade, puis on fait glisser la chemise jusqu'à la ceinture.

Dans les cas de fracture ou traumatisme de l'épaule, du bras, de l'avant-bras, de la main, on découd du côté malade les coutures du corps de la chemise ainsi que de la manche qu'on relève, et qu'on attache avec des cordons.

Quand les grands malades ou blessés ont souillé leur chemise, on peut la faire passer par en bas en coupant ou décousant l'épaulette, afin de ne pas salir la tête et le corps. Puis quand on remet la chemise propre, on peut en couper le pan postérieur à la hauteur des reins ou bien le relever après avoir décousu les côtés pour éviter qu'il ne soit souillé à nouveau de sang, de pus ou de matières fécales, comme on fait pour les femmes en couches. On peut également envelopper la partie souillée de la chemise dans une serviette et enlever la chemise en la retirant par en haut. On peut aussi dégager le devant en faisant passer la partie antérieure par-dessus la tête, puis on glisse la chemise le long du dos et on l'enlève par le bas.

MANIÈRE DE CHANGER LES DRAPS

1° Pour changer les draps d'un blessé ou d'un malade qui peut difficilement être soulevé, *on roule* à la droite ou à la gauche du blessé le drap sali dans le sens de la longueur du lit jusqu'à ce qu'il soit tout près du dos du blessé, lequel est placé couché sur le côté, puis on glisse en dessous de ce drap sale ainsi roulé, le drap propre plié ou roulé dans la moitié de sa largeur, on pousse alors le blessé sur le dos puis sur l'autre côté, on dégage rapidement le drap sale et on tire le propre qu'on déplie, après quoi on remet le blessé en décubitus dorsal.

2° Un autre moyen consiste à faire asseoir le malade ou à le soutenir soulevé, on rassemble alors le drap sale de la partie supérieure du lit dans sa largeur jusqu'au siège du malade, puis on prend le drap propre dont on entoure d'abord le traversin, on le descend ensuite rassemblé près du drap sale, on recouche le malade et, soulevant le siège, on retire le drap sale d'abord, puis on descend le propre qu'on déplie jusqu'au pied du lit.

3° Pour changer une alèze, un bandage de corps, une serviette sans trop remuer le blessé, on coud ou bien on épingle avec des épingles anglaises les deux pièces de linge, bout à bout, on tire la pièce sale d'un côté et la propre suivant le mouvement se trouve placée, sans grande gêne pour le blessé qu'on soulève légèrement.

4° Pour l'alèze, on peut suivre aussi la même manœuvre que pour le drap en la roulant près du corps du blessé.

MANIÈRE DE CHANGER DE LIT LES MALADES OU LES BLESSÉS

Le nouveau lit étant préparé avec drap d'alèze, toile caoutchoutée, chauffé et muni de boules d'eau chaude en hiver.

1° On approche les deux lits l'un près de l'autre à le toucher et si le malade peut s'aider, il se glisse et passe d'un lit sur l'autre.

2° Bien que le blessé ne soit pas gravement atteint, il faut quelquefois le porter. Pour cela, un brancardier peut le prendre en passant une main sous les épaules et une autre sous les cuisses; faire un demi-tour et le placer sur le lit voisin tourné la tête aux pieds en sens inverse de celui que quitte le malade. Le blessé peut s'aider en passant ses bras autour du cou du brancardier.

Dans certains cas, un aide peut soutenir la tête ou les membres blessés du patient.

3° Si le blessé est gravement atteint, il faut qu'il soit transporté par deux brancardiers placés *du même côté* dont l'un soutient le tronc, l'autre les membres inférieurs. Le blessé peut passer ses bras autour du cou du brancardier de tête. Un troisième ou quatrième aide peuvent soutenir la tête ou les membres fracturés. (On peut agir de même dans d'autres cas de maladies graves, comme la typhoïde;)

Ils font un demi-tour et déposent le blessé sur son nouveau lit placé à côté en sens inverse.

4° D'autres moyens peuvent aussi être employés : on relève et roule le drap de chaque côté du malade, à droite et à gauche dans le sens de la longueur. On rassemble ensuite les extrémités du drap à la tête et aux pieds, on les tord dans le sens de la largeur ; chaque extrémité ainsi roulée est saisie par un brancardier et le malade est transporté comme dans *un hamac*. Un troisième aide peut soutenir le siège. Il faut avoir le soin au préalable d'enlever le traversin et les coussins.

5° Le malade étant placé sur un drap ou sur une couverture solides, est enlevé par quatre ou six brancardiers dont quatre en tiennent les coins et les deux autres le milieu.

6° Le traversin étant enlevé ainsi que les coussins, on peut aussi rouler de chaque côté du malade, dans le drap sur lequel il est couché, un fort bâton de la longueur du lit à peu près (comme les attelles dans le drap fanon du bandage de Scultet).

Quand on est arrivé à toucher le corps du malade, un brancardier prend les deux extrémités des bâtons situés à la tête, un autre brancardier celles des pieds et ils emportent facilement le malade comme dans une gouttière, jusque sur son nouveau lit en ayant soin de tenir solidement les draps roulés sur les bâtons afin qu'ils ne se déroulent pas.

On peut enfin relever de chaque côté au-dessus du malade dans toute sa longueur les bords du drap, les rouler réunis ensemble autour d'un fort bâton de la taille du lit. Les deux brancardiers placés du même côté, l'un à la tête, l'autre aux pieds, saisissent solidement d'une main un des bouts et de l'autre main la partie médiane du bâton ainsi recouvert du drap et transportent facilement le malade sur son nouveau lit ; il ne reste plus qu'à dérouler le drap et à replacer le traversin et les oreillers.

CAMISOLE DE FORCE

Dans les cas d'hallucination, d'agitation et de surexcitation extrêmes ou de délire aigu occasionnés soit par des fièvres pernicieuses, soit par l'alcoolisme aigu, ou des cas de folie furieuse comme en présentent quelquefois aussi les épileptiques, les malades tentent de se suicider, de se jeter par la fenêtre ou menacent de mort ceux qui les entourent.

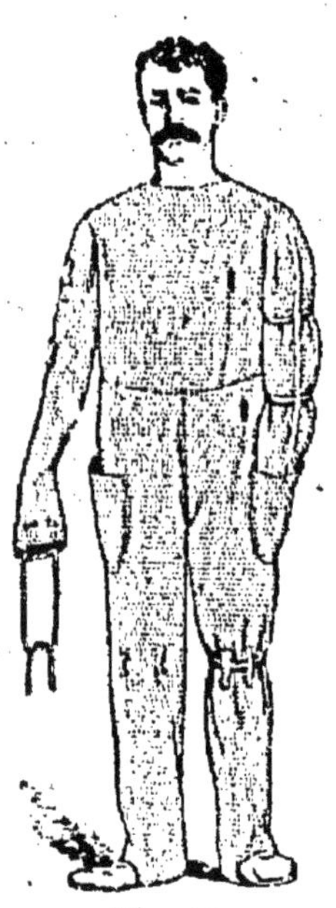

Fig. 88

Il faut dans ce cas les réduire à l'impuissance et leur mettre la camisole de force.

C'est une camisole en toile doublée très forte pouvant s'appliquer sur tout le tronc et dont les manches sont fermées à leurs extrémités, emprisonnant les mains ; à ces manches sont fixés des liens solides. Elle se prolonge sur les membres inférieurs par deux appendices terminés par des liens, ou par des jambières. Elle présente soit en avant, soit en arrière deux séries de boutonnières destinées à recevoir un cordon qui la serre comme un corset. De solides pattes et liens en toile sont fixés aux épaules, aux coudes, aux parties latérales du corsage, à l'extrémité des manches et des jambières.

Application. — La camisole étant placée sur le malade, on la lace, suivant sa forme, par-devant ou en arrière comme un corset. Les liens passés dans les pattes des épaules sont fixés à la tête du lit, les liens des coudes et des parties latérales du tronc sont attachés aux côtés du lit.

Les liens destinés à fixer les mains et les extrémités des membres inférieurs sont arrêtés aux pieds du lit.

Dans certains cas de folie furieuse qui décuple la force du malade, on peut fixer ce dernier plus solidement encore en ajoutant un ou deux liens circulaires, draps ou autres, qui passant sous le lit viennent se nouer l'un sur le thorax, l'autre sur les cuisses ou le bassin.

Dans les asiles d'aliénés, il y a une chambre capitonnée où l'on abandonne le malade à lui-même, libre de ses mouvements pendant toute la durée de la crise.

Il faut faire en sorte, en immobilisant le malade, de ne pas gêner ni sa respiration ni sa circulation, ni surtout lui occasionner de la douleur qui pourrait l'exaspérer et lui être funeste. Il faut, tout en remplissant ce pénible devoir prendre en grande pitié ce malheureux être que la maladie prive de sa raison.

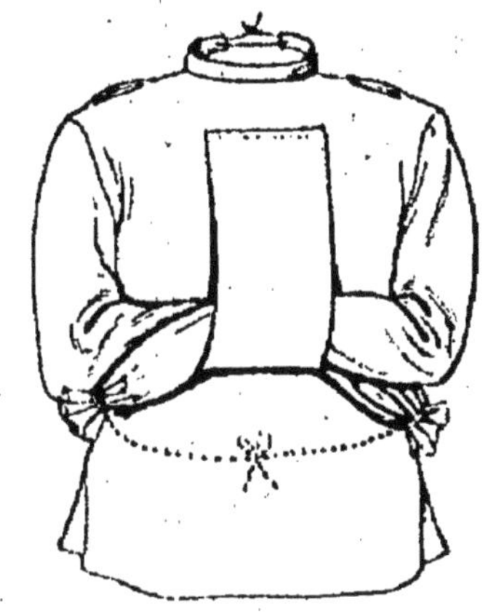

Fig. 80.

Dans tous les cas précités, les malades résistent et il faut employer la force pour leur mettre la camisole, quelques-uns se défendent et frappent. Les infirmiers et les infirmières doivent résister à l'impulsion toute naturelle de rendre coup pour coup dans la chaleur de la lutte.

Ils doivent employer la vigueur nécessaire pour dompter le malade sans le brutaliser ni le frapper, ce qui le rendrait plus furieux encore, et songer qu'ils ont devant eux un malade privé de sa raison qu'ils doivent plaindre et protéger contre lui-même.

Dans certains cas, pour immobiliser les bras et les mains de certains déments qui cherchent à se suicider, ou se livrent à des gestes désordonnés ou lubriques, on se sert d'une veste à manches fermées, ou d'un manchon dans lesquels les mains emprisonnées sont attachées au cou du malade, au dossier d'une chaise, d'un fauteuil, ou bien au lit si le malade est couché.

SIGNES DE LA MORT

Dans la syncope et l'asphyxie, que nous étudierons plus loin, le malade est en état de mort apparente, souvent dans ces cas-là quelques signes de la vie persistent encore, ce sont :

1° Un léger mouvement de respiration visible surtout au creux de l'estomac et dont le souffle ternit la surface d'une glace placée au-devant de la bouche ;

2° De légers battements du cœur, ou bien de faibles oscillations du pouls ;

3° La transparence des doigts. Pour l'observer, on prend la main du patient, dont on joint les doigts bien étendus, on la place devant un foyer lumineux, lampe ou bougie, comme un écran. Si la circulation du sang se fait encore, on voit entre les doigts une ligne rose, qui sera absente en cas de mort. Mais si ces signes viennent à manquer, le patient peut être mort ou en état de catalepsie qui simule la mort.

Comment reconnaître la mort véritable ? Il existe des signes qu'il faut savoir.

Ces signes se divisent en signes immédiats et en signes tardifs. Les signes tardifs seuls peuvent donner une certitude absolue.

I. — Signes immédiats.

1° Insensibilité générale et complète, résistant même aux brûlures avec le fer rouge. (Les hystériques cependant peuvent présenter une semblable insensibilité.) La phlyctène produite par un fer très chaud ou la flamme d'une bougie n'est pas entourée du cercle rougeâtre qu'on remarque pendant la vie, de même que des frictions violentes n'amènent pas de rougeur à la peau, ce qui indique l'arrêt de la circulation ;

2° Les bruits les plus forts et les plus variés ne réveillent pas le patient. L'électricité ne fait plus contracter les muscles ;

3 Les frictions, les flagellations, le titillement de la luette ou des fosses nasales, les odeurs excitantes : ammoniaque, éther, sels anglais n'ont aucune action ;

4° Le globe de l'œil perd sa tension, s'affaisse, devient vitreux, terne, insensible au toucher, et le contact du doigt sur la cornée ne fait plus fermer les paupières, qui restent ouvertes. Les collyres, l'atropine et l'ésérine ne font plus dilater ou contracter la pupille ;

5° L'immobilité absolue avec relâchement des muscles amenant la chute de la mâchoire inférieure, qui laisse la bouche béante, laquelle ne peut rester fermée qu'à l'aide d'un bandeau placé sous le menton ;

6° Cessation complète de la respiration et de la circulation amenant la disparition des bruits du cœur et des puisations des artères. Un doigt lié fortement à sa partie médiane, le bout de ce doigt reste blanc, tandis qu'il devient violacé quand la circulation existe encore ;

7° Le refroidissement qui se produit plus ou moins vite suivant la saison et la température de la chambre et du lit.

Le thermomètre marquant de 20 à 25° de température anale est un signe certain de mort.

II. — Signes tardifs.

1° La rigidité cadavérique qui se manifeste de deux à dix heures après la mort, est complète au bout de vingt heures et cesse entre trente-six et quarante-huit heures ;

2° La putréfaction accusée par le ballonnement du ventre et par des taches variées sur la peau ;

3° Arrêt complet de la circulation décelé par le procédé d'Icard ; coloration du corps par une injection de fluorescéine ; qui peut être pratiquée par n'importe qui, cette injection étant inoffensive.

Ce procédé repose sur ce principe émis par Tardieu, à savoir : « Que la vie ne peut persister dans un corps si la circulation s'y interrompt pendant plus de vingt-cinq minutes. »

On fait donc une injection de fluorescéine qui ne produit

aucun effet si la circulation est arrêtée, mais qui, si la circulation existe encore, si faible que ce soit, donne lieu aux phénomènes suivants, au bout de vingt minutes à deux heures : coloration en jaune de la peau et des muqueuses comme dans une jaunisse intense. L'œil prend en outre une superbe coloration vert émeraude. Cette injection est de 3 cc. intraveineuse ou 24 cc. en trois fois dans les muscles fessiers.

ENSEVELISSEMENT DES MORTS

Quand le décès d'un malade ou d'un blessé est constaté, il faut le déshabiller, laver le corps avec une solution antiseptique ou aromatique : eau de cologne, etc., puis on l'habille d'une façon plus ou moins complète. En général, les yeux et la bouche restent ouverts, il faut alors une fois la toilette faite, lui fermer les yeux en tenant les paupières abaissées pendant quelques instants. On place ensuite sous le menton un bandeau qu'on attache sur le sommet de la tête pour maintenir la mâchoire inférieure relevée et fermer la bouche. Le corps placé dans le décubitus dorsal sur le lit, on allonge les bras le long du corps, ou bien on croise les mains sur la poitrine, on étend les membres inférieurs qu'on lie quelquefois ensemble pour les maintenir dans la rectitude. On place ensuite sur le corps un drap de lit blanc, qui le recouvre et descend de chaque côté du lit comme un linceul.

PRINCIPALES DIVISIONS ET RÉGIONS DU CORPS HUMAIN

Le corps humain se divise en plusieurs parties :

1° *La tête*, formée : *du crâne* ou boîte cranienne, dont la cavité contient le cerveau et le cervelet ; et *de la face*, où sont situés les organes des sens suivants : la vue (yeux), l'ouïe (oreilles), l'odorat (nez et fosses nasales), le goût (bouche et langue). Les régions du crâne sont : en avant la région frontale, sur les côtés les pariétales et temporales, en arrière l'occipitale. Celles de la face sont : les régions orbitaires, les joues, les pommettes, le menton.

2° *Le cou*, qui relie la tête au tronc et qui contient l'organe de la voix, le larynx et la trachée situés à la partie antérieure ; derrière eux se trouvent le pharynx et l'œsophage ; les artères carotides de chaque côté.

Les régions sont : sur les côtés les parotidiennes, en arrière la nuque.

3° *La colonne vertébrale*, formée de 33 vertèbres, dont le canal central contient la moelle épinière. On la trouve dans les régions cervicale (nuque), dorsale, lombaire, sacrée et coccygienne.

4° *Le tronc*, qui se divise en trois parties :

a) *Le thorax* ou cage thoracique, poitrine et dos qui renferme les poumons, le cœur, leurs artères et leurs veines, l'œsophage. On y trouve en avant les régions pectorale, sternale, précardiaque, mammaire ; en arrière : scapulaires (omoplates), dorsale et costale sur les côtés.

b) *L'abdomen* ou ventre, séparé du thorax par le muscle

diaphragme et qui contient *l'estomac*, situé à gauche et un peu au milieu, *le foie* à droite, *la rate* à gauche. Les reins ou rognons de chaque côté de la colonne vertébrale. Les intestins en dessous.

Régions. — Les régions lombaires à la partie postérieure. En avant les régions hépatiques, épigastriques, ombilicales, iliaques droite et gauche. Sus-pubienne et pubienne ;

c) *Le bassin*, qui renferme les intestins, la vessie, et, en plus, chez la femme, l'utérus ou matrice.

Les organes génitaux.

5° *Les membres supérieurs*, qui sont rattachés au tronc par l'articulation de l'épaule (omoplate et humérus) et sont formés du bras, réuni par l'articulation du coude (humérus, cubitus, radius) à l'avant-bras, lequel est réuni par l'articulation du poignet à la main, qui comprend le carpe, le métacarpe et les doigts.

6° *Les membres inférieurs*, réunis au bassin par l'articulation de la hanche ou coxo-fémorale (os iliaque et fémur), sont formés par la cuisse (fémur), l'articulation du genou (fémur, tibia), la jambe (tibia, péroné), le cou-de-pied ou articulation tibio-tarsienne et le pied, qui comprend le tarse, le métatarse et les orteils.

APPAREIL DIGESTIF

L'appareil digestif est composé de différents organes destinés à exercer les fonctions de la digestion, c'est-à-dire à transformer les aliments, pain, viande, etc., en substances assimilables qui absorbées par l'intestin sont versées dans le sang et transportées dans tout le corps pour y entretenir la chaleur et la vie. Ces organes sont :

La bouche: formée par les *lèvres* supérieure et inférieure, par les *joues*, la *voûte palatine*, la *langue*, organes du goût, par les *maxillaires supérieurs* et *inférieurs* dans lesquels sont implantées les 32 *dents* qui servent à broyer les aliments. Trois glandes, les parotides, les deux maxillaires, les sublinguales qui sécrètent la salive.

L'arrière-bouche qui se continue par le *pharynx*, puis par l'*œsophage*, tube élastique, situé derrière le larynx et la

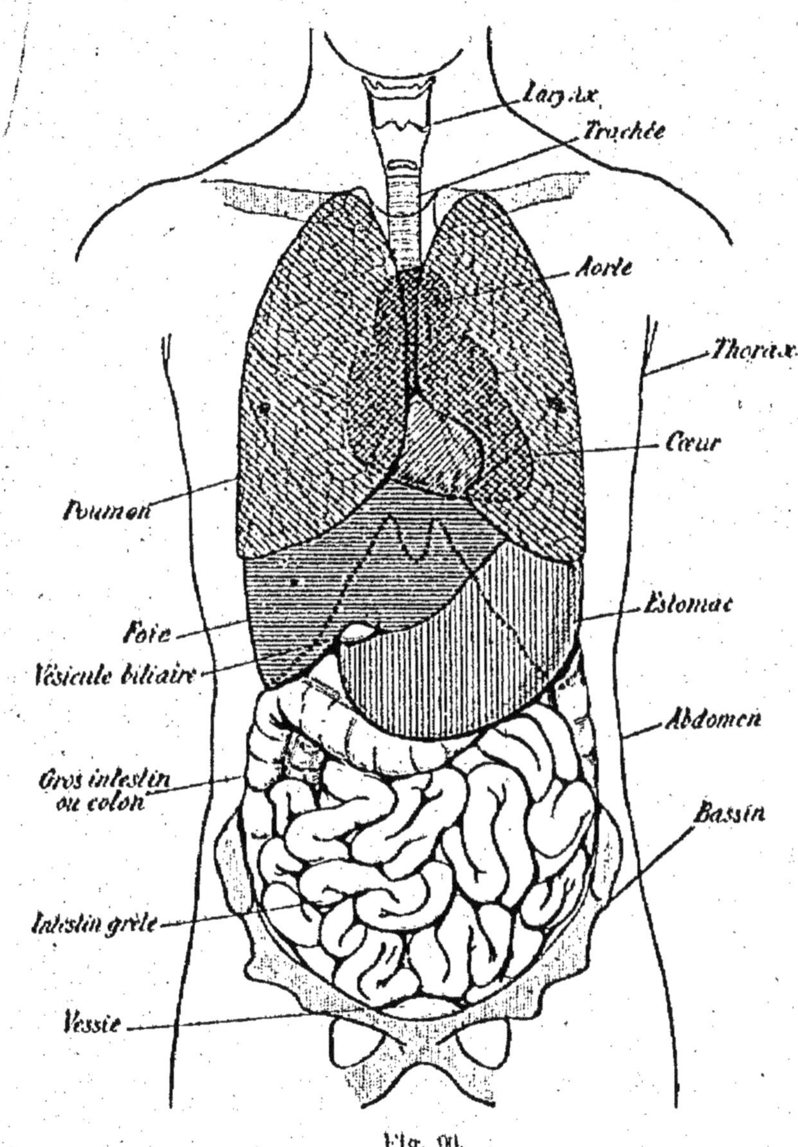

Fig. 00.

trachée, qui conduit les aliments solides et liquides dans l'estomac par une ouverture située à gauche près du cœur, d'où son nom de *cardia*.

L'estomac, grande poche ayant la forme d'une cornemuse dont la seconde ouverture nommée pylore (portier) s'ouvre dans la première partie de l'intestin grêle nommée :

Duodénum, Long de douze travers de doigt dans lequel s'ouvre le canal cholédoque et le canal pancréatique qui conduisent, le premier *la bile* sécrétée par le foie et le second le suc pancréatique, dans l'intestin grêle.

L'intestin grêle, long de 6 à 8 mètres, vient s'ouvrir dans le cæcum, première partie du gros intestin, lequel est terminé à cet endroit par l'appendice vermiculaire.

Ce gros intestin, long de 1 m. 50, remonte à droite (côlon ascendant), traverse le corps (côlon transverse), puis descend à gauche (côlon descendant) pour se terminer par le rectum et le sphincter anal.

Dans les phénomènes chimiques de la digestion, *la salive*, par son principe actif la *ptyaline*, agit sur les amidons et les féculents (pain, pommes de terre, haricots) qu'elle transforme en dextrine et en sucre.

Le suc gastrique sécrété par l'estomac par son principe actif *la pepsine* agit sur les aliments albuminoïdes (viandes), qu'elle transforme *en peptones*.

Le suc pancréatique par la *pancréatine* et *la bile* agissent sur les graisses.

L'ensemble des aliments digérés dans l'estomac forme une bouillie nommée *chyme*, lequel versé dans l'intestin grêle est liquéfié par le *suc entérique* et prend le nom de *chyle*. Il est absorbé par les villosités intestinales et conduit par les lymphatiques et le canal thoracique dans la veine sous-clavière gauche, où il se mêle au sang.

SYSTÈME NERVEUX

Le système nerveux qui préside à la sensibilité et aux mouvements de toutes les parties de notre corps, se compose des organes suivants :

Le cerveau, vulgairement appelé cervelle, est formé de

deux parties semblables nommées hémisphères droit et gauche contenus dans la boîte cranienne.

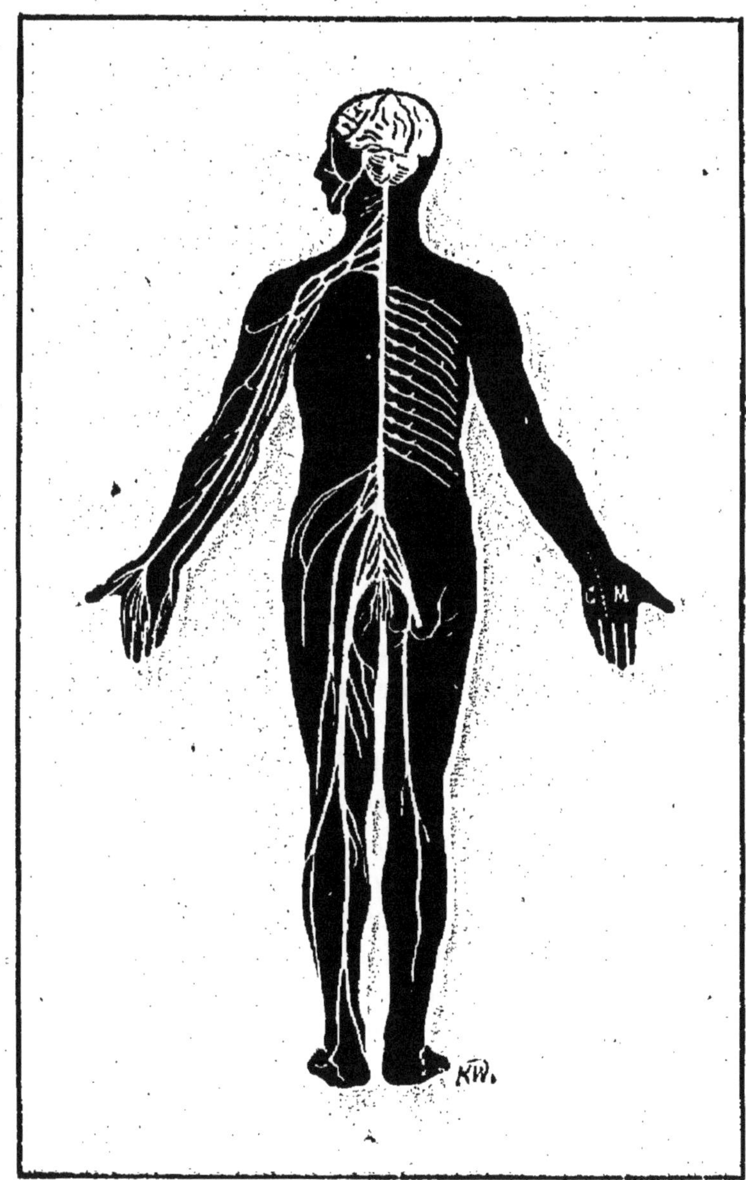

Fig. 91.

Le cervelet situé au-dessous du cerveau, à la partie postérieure du crâne, dans la concavité de l'os occipital.

Le bulbe qui fait communiquer le cerveau et le cervelet avec la moelle épinière.

La moelle épinière qui est contenue dans le canal rachidien ou vertébral formé par les vertèbres.

Le cerveau et le bulbe envoie douze prolongements nommés nerfs craniens se distribuant surtout au crâne et à la surface, parmi lesquels sont les nerfs des sens. Nerfs olfactif pour l'odorat, auditif pour l'ouïe, optique pour l'œil et plusieurs branches pour le goût.

La moelle envoie également tout le long de son trajet dans le tronc et les membres, des filets nerveux nommés *nerfs rachidiens* dont les uns sont sensitifs et forment le cinquième sens, le toucher, et les autres moteurs.

Les sections et lésions des différentes parties du système nerveux occasionnent une perte de la sensibilité et la paralysie des mouvements ; leur inflammation ou compression déterminent de fortes douleurs.

APPAREIL DE LA RESPIRATION

Cet appareil se compose : des *fosses nasales* ; du *pharynx* ; du *larynx*, organe de la voix situé à la partie antérieure du cou où il fait saillie et dont l'ouverture nommée glotte, qui dans les mouvements de déglutition des aliments, liquides ou solides, et aussi de la salive, est obturée par une soupape, « l'épiglotte » ; *de la trachée*, gros tube élastique qui se divise en plusieurs tubes nommés : grosses bronches qui se divisent elles-mêmes, en petites bronches et bronches capillaires se terminant en alvéoles semblables à de petites ampoules, qui avec les bronches forment les poumons. Ces poumons sont au nombre de deux situés dans la cage thoracique, un de chaque côté. Le poumon droit est divisé en trois lobes et le gauche en deux lobes seulement pour faire place au cœur.

La respiration, qui a pour but de faire pénétrer l'air dans les poumons, se fait en deux temps : *l'inspiration* et *l'expiration*.

Dans l'inspiration, les muscles inspirateurs soulèvent le thorax et l'élargissent, *l'air* pénètre alors par la série d'organes énumérés plus haut dans les poumons dont il gonfle les alvéoles; là il se trouve en présence de nombreux vaisseaux capillaires dont le sang noir des veines absorbe son oxygène, ce qui le transforme en sang rouge des artères, et abandonne l'acide carbonique dont il est chargé, lequel est rejeté au dehors par l'expiration. Celle-ci est produite par le dégonflement des poumons, dû au retour du thorax à ses dimensions normales, par le relâchement des muscles inspirateurs et la contraction des muscles expirateurs dont le principal est le diaphragme, grand muscle qui sépare le thorax de l'abdomen.

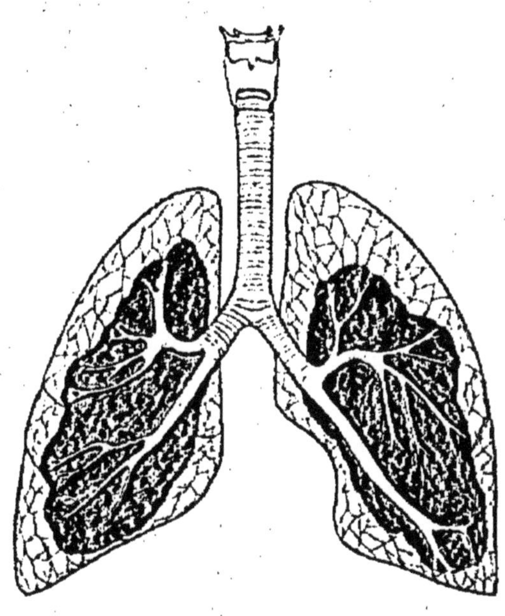

Fig. 92.

Ces mouvements d'inspiration et d'expiration qui se font de 16 à 20 fois par minute sont facilités par le glissement des feuillets de la plèvre, sorte de sac qui enveloppe le poumon.

L'air est formé de 21 p. 100 d'oxygène et 79 d'azote. L'azote est un gaz inerte, l'oxygène seul sert pour notre respiration. Il existe aussi dans l'air d'autres gaz en très petites quantités, l'argon, l'acide carbonique, etc., des poussières et des germes nombreux.

N. B. — Voir pour de plus amples détails pour toute l'anatomie et la physiologie, appareil digestif, système nerveux, etc., le *Manuel des Femmes de France*.

PREMIERS SOINS A DONNER DANS LES ACCIDENTS

Ces premiers soins sont les mêmes dans toutes les circonstances, que ce soit à la guerre, dans un déraillement de chemin de fer, dans une explosion quelconque, dans un écrasement par voiture ou par automobile, dans les chutes de cheval, de voiture, d'aéroplane, d'automobile, de bicyclette, dans les incendies, soit dans les ateliers, soit à la campagne, etc.

Il faut d'abord *dégager* le blessé avec précaution et le mettre dans une position favorable ; l'étendre sur le dos, mettre les membres dans leur position naturelle, les bras le long du corps, les jambes étendues, la tête soutenue et légèrement relevée par un coussin ou toute autre chose en tenant lieu.

Puis dégager la bouche, les narines, les yeux, les oreilles de tout ce qui pourrait les obstruer : terre, sable, boue, sang...

Desserrer ensuite tous les liens qui peuvent gêner la respiration ou la circulation, au cou, à la poitrine, à la taille.

Constater d'un coup d'œil rapide s'il y a une hémorragie pour l'arrêter le plus tôt possible par les moyens indiqués plus loin (compression, garrot, bande élastique, etc.)

Si le blessé respire et possède toute sa connaissance, il faut lui donner les soins nécessités par les lésions qu'il présente. Panser les plaies, arrêter le sang qui s'écoule, et poser les appareils *improvisés* pour immobiliser les membres qui sont atteints d'*entorse*, de *luxations* ou de *fractures*.

Faire boire au malade un cordial qui le ranime et lui

donne la force de supporter ses souffrances, son pansement et son transport.

SYNCOPE

Mais le blessé peut être insensible à tout ce qui l'entoure, évanoui, sans connaissance et même dans un état de mort apparente ; c'est l'état de syncope, caractérisée par l'insensibilité, la pâleur de la face, la sueur froide, le refroidissement des extrémités, le ralentissement ou l'absence totale mais non définitive du pouls et de la respiration.

Il faut sitôt qu'on lui a donné les soins généraux décrits plus haut employer tous les moyens pour le faire revenir à lui.

S'il est pâle et qu'il ait perdu du sang, il faut le coucher aussitôt sur un *plan horizontal, la tête même un peu plus basse* que le corps, relever les jambes en les ployant sur les cuisses, afin de faciliter le retour du sang au cerveau et au cœur. Desserrer la mâchoire et placer entre les dents un bouchon, un morceau de bois, une cuillère entourée de linge. Puis le frotter, le frictionner avec des liquides stimulants, alcool, eau de Cologne, vinaigre, etc., qu'on lui fera également respirer et dont on lui aspergera le visage, étendus dans ce cas, d'eau froide ; frictions sèches avec des gants de crin ou des linges de grosse toile neuve. Placer des *sinapismes* aux membres inférieurs et les changer de place pour éviter qu'ils ne produisent une vésication inutile. On lui chatouillera les ailes du nez, l'intérieur des narines, le fond de la gorge, avec des barbes de plumes, paille, pinceau, etc.

On lui versera sur les lèvres *quelques gouttes seulement* de cognac, de rhum, d'eau de mélisse, de menthe, *car il ne faut jamais chercher* à faire boire un blessé ou un malade en syncope; le mouvement de déglutition ne se faisant pas pendant cet état de mort apparente, le liquide accumulé dans le fond de la bouche pourrait pénétrer par infiltration ou par suite d'une inspiration subite dans le larynx et la trachée et occasionner des accidents de suffocation mortels. (Ne pas faire boire les blessés de plaie pénétrante de l'abdomen et de l'intestin afin de ne pas entraîner les matières fécales dans le péritoine par la blessure de l'intestin, ce qui occasionnerait une péritonite.)

On pourra faire une injection hypodermique d'éther ou de caféine; et faire des inhalations d'oxygène et si cela est possible. Électriser le malade au creux épigastrique (faradisation). Il ne faut pas cesser de surveiller les plaies qui ont saigné et les appareils placés pour arrêter les hémorragies, car le sang qui cesse de couler pendant la syncope reparaît dès que le cœur se remet à battre.

RESPIRATION ARTIFICIELLE

Si tous ces moyens ne réussissent pas à ranimer le blessé, il faut pratiquer sans plus attendre et résolument la respiration artificielle.

La respiration artificielle peut se faire de plusieurs manières :

1° En insufflant de l'air dans les poumons du malade, à l'aide d'une sonde dont l'extrémité inférieure est introduite dans le larynx ; sur le pavillon de cette sonde qui se trouve hors de la bouche, on adapte une poire à air ou un soufflet; puis pinçant les lèvres et les narines pour s'opposer à la sortie de l'air, on fait par une douce pression pénétrer ce gaz dans la trachée et le poumon. Il ne faut pas insuffler l'air trop brusquement pour ne pas déchirer les vésicules pulmonaires.

2° En insufflant l'air de bouche à bouche ou bien en soufflant dans la sonde. Mais c'est un procédé médiocre, car l'air ainsi insufflé est de l'air expiré pauvre en oxygène et chargé d'acide carbonique.

3° Par des manœuvres qui ont pour but de stimuler la respiration normale en produisant l'*inspiration* et l'*expiration* par des pressions alternatives du thorax et de l'abdomen et l'élévation des bras et des épaules.

A. — *Le Procédé de Sylvester* est celui qui se rapproche le plus du procédé combiné ou mixte que l'on emploie aujourd'hui et qui est celui-ci.

Le malade est couché sur le dos, un rouleau fait avec une couverture ou des vêtements roulés, un traversin, est placé en travers sous les omoplates, de façon à faire bomber le thorax, un infirmier est placé derrière la tête, un autre infirmier se tient à droite ou à gauche, ou bien à cheval sur les jambes du patient en le regardant en face.

Premier temps. — Après s'être assuré que le patient n'a ni dentier ni fausses dents séparées et les avoir enlevées s'il en a, le premier brancardier placé derrière la tête saisit les bras et les avant-bras par les coudes, les avant-bras étant repliés sur les bras; il les applique vigoureusement sur les côtés du thorax qu'il comprime d'une façon continue pour chasser l'air des poumons remplaçant ainsi l'action des muscles expirateurs (fig. 93).

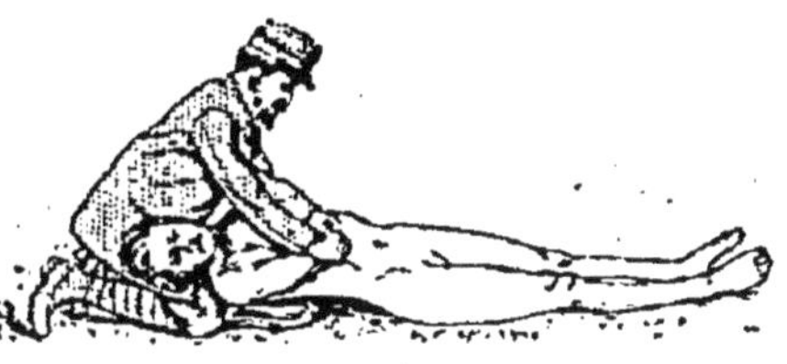

Fig. 93.

En même temps le second brancardier (*placé à côté, ou à cheval* sur les jambes du blessé), pose ses mains à plat et largement étendues sur la partie inférieure des faces latérales de la poitrine ainsi que sur la région épigastrique; le pouce étendu au-dessous des dernières côtes refoule en haut les parois abdominales et les organes sous-jacents, lesquels comprimant les poumons de bas en haut remplissent le rôle du diaphragme dans le mouvement physiologique de l'expiration (fig. 94).

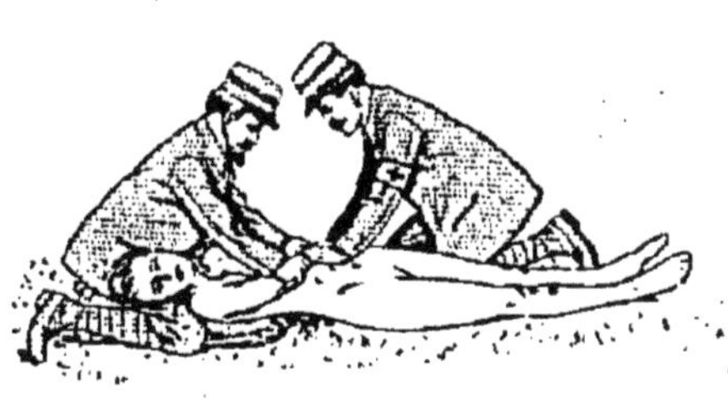

Fig. 94.

Ces manœuvres combinées de compression du thorax et de refoulement des poumons en haut exécutés par les deux brancardiers chassent l'air des poumons et produisent le mouvement complet de la respiration nommé expiration.

Deuxième temps. — Pour produire le mouvement de l'*inspiration; le premier brancardier* cesse de comprimer le thorax qui reprend son volume antérieur à la pression, il relève les bras du blessé par-dessus la tête (fig. 95). Ce qui agrandit la cavité thoracique pendant que le second brancardier éloignant ses mains de la paroi épigastrique cesse de refouler en haut les poumons et les autres organes qui descendent reprendre leur place dans le thorax et l'abdomen.

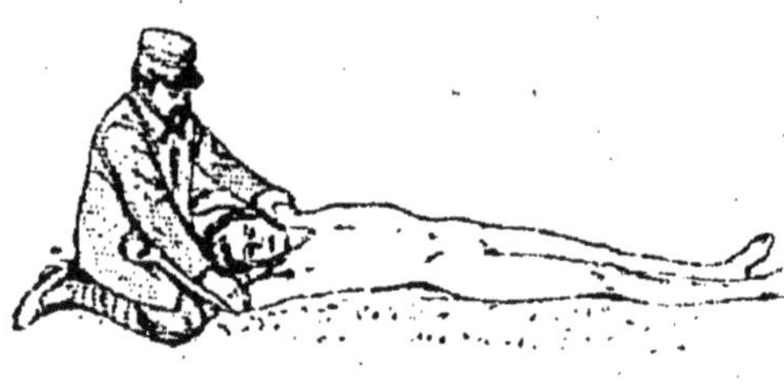

Fig. 95.

Par ces deux mouvements, l'amplitude thoracique est augmentée et le vide qui vient d'être fait dans le poumon est comblé aussitôt par l'air extérieur comme dans l'inspiration physiologique.

Ces manœuvres se continuent, à raison de dix-huit à vingt fois par minute.

S'il n'y a qu'un seul infirmier pour pratiquer la respiration artificielle, il doit choisir la manœuvre exécutée par le premier infirmier (fig. 93 et 95).

Lorsqu'on exécute les mouvements d'inspiration et d'expiration en comprimant le thorax et l'abdomen, il se produit un petit ronflement occassionné par l'air dont le va-et-vient fait vibrer les cordes vocales, la glotte, l'épiglotte et aussi un peu le voile du palais.

Ce petit bruit indique aux infirmiers que le poumon est perméable, que l'air y pénètre et qu'ils doivent continuer, sans se lasser, car il y a des exemples de patients rappelés à la vie après une heure et plus de respiration artificielle.

4° *Tractions rythmées de la langue.* — On doit aussi pratiquer *seules* et mieux, en même temps que les manœuvres qui viennent d'être décrites, les tractions rythmées de la langue. Après avoir ouvert les *mâchoires* à l'aide d'un morceau de bois entouré d'étoffe, d'un manche de cuillère, etc., et les avoir fixées ouvertes par un corps mou comme un bouchon par exemple placé entre les arcades dentaires; elles se font en saisissant la pointe de la langue par les doigts avec l'aide d'un linge sec ou bien avec une pince flambée, aseptique, quelconque, ou mieux avec une pince à griffes.

La langue ainsi saisie est tirée *sans violence* au dehors, puis au bout de quelques secondes repoussée dans la bouche. On exécute ce mouvement de va-et-vient vingt ou vingt-cinq fois par minute.

Si ces tractions de la langue sont faites en même temps que la respiration artificielle, il faut combiner les mouvements de façon que la langue soit tirée au dehors, quand les infirmiers exécutent les mouvements d'inspiration, c'est-à-dire quand le premier relève les bras au-dessus de la tête pour dilater le thorax et que le second cesse de comprimer l'abdomen, parce qu'à ce moment la langue étant tirée au dehors, l'épiglotte qui est adhérente à la base de la langue est entraînée en avant et soulevée et qu'alors l'ouverture de la glotte étant béante l'air peut pénétrer aisément dans le larynx et de là remplir le poumon, ce qui ne pourrait avoir lieu si l'épiglotte était collée sur la glotte.

La langue est ensuite refoulée dans la bouche quand les infirmiers compriment le thorax pour chasser l'air des poumons.

Ces tractions de la langue auraient non seulement pour but de rendre le larynx plus facilement accessible à l'air inspiré par le soulèvement de l'épiglotte ; mais, suivant le docteur Laborde qui en a vulgarisé la pratique, elles produiraient aussi *par le mouvement* une action réflexe, qui se propageant jusqu'au bulbe faciliterait le retour des deux temps de la respiration.

On peut aussi agir sur la base de la langue avec un abaisse-langue ou bien porter au fond de la bouche les extrémités de l'index et du médius pliés en crochet, derrière la base de la langue dans les fossettes glosso-épiglottiques, la langue est alors tirée en avant et repoussée alternativement. Le contact de l'abaisse-langue ou des doigts dans la gorge peut produire des mouvements réflexes qui aident au retour des mouvements respiratoires.

B. — *Deuxième procédé.*

Si le brancardier se trouve seul pour pratiquer la respiration artificielle, il peut aussi employer un procédé qui se rapproche de ceux qui sont préconisés par Howard ou Marshall-Hall.

Il tourne l'asphyxié le torse nu sur le ventre, la tête tournée de côté, soutenue et relevée de façon que la bouche et le nez soient libres et dégagés. Les coudes sont écartés du corps.

Il se place alors à cheval sur le siège du patient, pose ses mains, enduites d'un corps gras, écartées sur la région lombaire au-dessus des os iliaques, le pouce près de la colonne vertébrale et les autres doigts étendus sur les flancs.

Il s'arcboute sur ses poignets et, penchant tout son corps en avant, il exerce une forte pression sur le bassin de l'asphyxié puis sur le thorax en faisant remonter ses mains de la région lombaire jusqu'aux creux axillaires comme dans un massage.

Dans cette manœuvre les intestins et les organes contenus dans l'abdomen ainsi que le diaphragme, comprimés entre le sol rigide sur lequel repose le patient et le corps et les mains du brancardier sont refoulés en haut, comprimant à leur tour de bas en haut le cœur et surtout les poumons qui se vident de l'air qu'ils contiennent, comme dans le mouvement d'expiration.

Le brancardier alors enlève ses mains, les ramène au niveau du bassin et soulève légèrement le corps de l'asphyxié ; les intestins, le diaphragme, les poumons, le cœur reprennent leurs places normales et l'air revient dans le poumon qui n'est plus comprimé.

Le brancardier renouvelle dix-huit ou vingt fois par minute cette manœuvre qui est moins fatigante que la précédente et qu'il peut employer bien plus longtemps.

Il peut aussi employer alternativement les deux procédés.

ASHHYXIE

Tous ces soins que nous venons d'énumérer doivent être également donnés aux malades qui sont en état de syncope par asphyxie.

L'*asphyxie* est un état morbide pouvant entraîner la mort, par suite de l'arrêt de la circulation et de la respiration; elle est occasionnée par la privation d'air ou par la respiration d'un air vicié par des liquides, des gaz ou des émanations délétères, ou par les maladies du cœur, du poumon ou des centres nerveux.

L'asphyxie peut se produire de plusieurs façons :

1° *D'une façon chimique, asphyxie toxique.*

Pour un air vicié manquant d'oxygène et ne pouvant plus produire les phénomènes de l'hématose ou bien contenant des gaz délétères ou non respirables qui produisent l'empoisonnement du sang.

2° *D'une façon mécanique, par manque d'air.*

a) Par une maladie locale ou générale mettant obstacle à la circulation du sang dans le poumon, pneumonie, pleurésie, paralysie et ou par une lésion organique du cœur ou des vaisseaux sanguins.

Congestion cérébrale. Apoplexie.

b) Par obstacle à la pénétration de l'air dans les poumons produisant l'étouffement.

Corps étrangers dans la bouche, le pharynx, l'œsophage, le larynx et la trachée (os, sous, boutons, bâillon, dentiers, mouchoir, ouate, etc.).

Dans la pendaison, la strangulation, la suffocation (occlusion des narines ou de la bouche, compression de la poitrine ou du ventre, par pression sous un matelas, un édredon et sous des éboulements de terre, de murs, etc.

Dans la submersion (noyés).

3° *Par causes diverses.*

Le froid (congestion générale, congélation).
La chaleur (insolation, coup de chaleur, apoplexie).
L'ivresse.

TABLEAU DES ASPHYXIES

I. Asphyxie toxique.

Par air vicié, gaz délétères.

Oxyde de carbone : Four à chaux, calorifère, poêle, réchaud de charbon, brasero.

Hydrogène protocarboné, bicarboné, sulfuré : Gaz d'éclairage, fosses d'aisances, puits, puisards, égouts.

Acide carbonique : Cuves, de vin, de bière, grottes, caves, prisons, salles de théâtre, de réunions.

II. Asphyxie mécanique.

Par manque d'air.

Dans les maladies du poumon, du cœur, des centres nerveux produisant des paralysies ou des engorgements qui arrêtent la circulation du sang et la respiration.

Par strangulation . . .	Pendaison. Étranglement.
Par étouffement compression	Sous un éboulement de terre, mur, etc. Sous un matelas, édredon, oreiller. Par corps étrangers dans la bouche, le pharynx, la trachée, le larynx. (Bâillon, poire d'angoisse, mouchoir, os, pièce de monnaie, bouton, dentiers, etc. Nouveau-nés.
Par submersion . . .	Noyé.

III. Asphyxie diverses.

Par le froid	Congélation générale.
Par la chaleur. . . .	Coup de chaleur, insolation, apoplexie.
Par boissons alcooliques	Ivresse complète.

Soins à donner. — Petits et grands moyens comme dans la syncope.

SOINS PARTICULIERS A DONNER DANS LES DIFFÉRENTS CAS D'ASPHYXIE

I. — Asphyxie toxique, par air vicié, gaz délétères, occasionnant l'empoisonnement du sang.

a) *Oxyde de carbone* provenant des fours à chaux, calorifères, poêles à combustion lente, réchauds de charbon de bois, braseros, dans les incendies de théâtres ou d'autres.

Soins immédiats. — Il faut sortir de suite le malade au grand air, dehors, ou dans une chambre aérée devant la fenêtre ouverte, l'*asseoir la tête relevée* pour diminuer la congestion du cerveau (ne jamais le coucher), le débarrasser de tout vêtement qui pourrait gêner la circulation ou la respiration, en comprimant le cou, la poitrine ou la taille.

Employer de suite tous les moyens décrits à la syncope : Frictions énergiques sèches ou avec des liquides alcooliques, massages, avec la main, le gant de crin, un linge rude, application de linges chauds secs ou humides, cataplasmes sinapisés, sinapismes. Marteau de Mayor (1), aspersions d'eau froide, flagellations sur le visage et sur le corps, avec un linge mouillé. Produire des mouvements réflexes de vomissement et d'éternuement, en chatouillant les fosses nasales, la gorge et le pharynx, avec une paille, un pinceau,

(1) La révulsion par le marteau de Mayor se fait avec n'importe quel marteau trempé dans l'eau bouillante et appliqué deux secondes sur la peau en huit ou dix endroits différents.

les barbes d'une plume, faire respirer des sels ou des liquides volatils, vinaigre, eau de Cologne, etc.

Respiration artificielle. Tractions de la langue.

Injections sous-cutanées d'éther, de caféine, de sérum artificiel et surtout faire des inhalations d'oxygène. Car il faut se rappeler que l'oxyde de carbone s'attaque aux globules rouges du sang et les rend impropres à l'oxygénation.

b) Par les gaz hydrogène proto-carboné, bicarboné, sulfuré, provenant des fuites *de gaz d'éclairage*, des émanations des fosses d'aisances, puits, puisards, égouts.

Soins immédiats. — Mêmes moyens que précédemment, employer en plus la *compresse chlorée* (c'est une compresse trempée dans du vinaigre et saupoudrée largement de chlorure de chaux qu'on place sous les narines du malade). On peut employer aussi en lotions sur les narines une dissolution *très faible* de chlore, de chlorure de soude ou de chaux.

c) *Par l'acide carbonique* provenant des cuves de vin, de bière, des grottes, caves, prisons, salles de théâtre, de réunion, etc.

Soins immédiats, — Mêmes moyens déjà décrits.

Dans les *théâtres* ou les *salles de réunions nombreuses*, l'asphyxie est plus légère ; la syncope est produite par le manque d'oxygène de l'air et la production d'acide carbonique due à l'expiration des assistants, à la chaleur, quelques fois à la peur de la foule. Le plus souvent, c'est une syncope qui cède aux petits moyens indiqués plus haut à moins qu'elle ne se complique de congestion cérébrale et d'indigestion, comme cela arrive chez les personnes qui passent du froid du dehors à la chaleur d'une salle de réunion et vice versa après un copieux dîner.

Dans le cas d'indigestion, faire vomir le malade et vider son estomac en provoquant les vomissements.

Si la congestion continue et que la face soit violacée, mettre sur la tête des compresses d'eau glacée. Pulvériser de l'éther sur le crâne. Mettre des sangsues derrière les oreilles.

Si la personne en syncope grave est une femme, couper le corset dans sa hauteur ou mieux couper le lacet du dos, car dans ces cas-là il est impossible de dégrafer le corset.

II. — Asphyxie mécanique par manque d'air.

Nous ne nous occuperons pas de l'asphyxie dans les maladies du poumon, du cœur et du cerveau, produisant des engorgements qui arrêtent la circulation du sang, ou dans les paralysies bulbaires.

Cela regarde la médecine mais, nous allons passer en revue les autres cas d'asphyxie mécanique.

a) *Par strangulation. Pendaison. Étranglement.*

b) *Par étouffement.* — Sous un éboulement de terre de mur, sous un matelas, un édredon, des oreillers, par corps étrangers dans la bouche, le pharynx, la trachée, le larynx (bâillon, mouchoir, os, pièce de monnaie, dentier, bouton, etc.).

Soins immédiats. — Ne pas attendre la venue du commissaire de police. Couper de suite la corde du pendu en ayant soin de soutenir le corps, afin qu'il ne tombe pas sur le sol et ne se brise un membre ou la tête.

Défaire le nœud qui serre la gorge, ou, suivant le cas, enlever tout ce qui étouffe le malade, terre, pierres, bâillon, oreiller, matelas, etc.

Visiter la bouche et la gorge, en retirer les corps étrangers qui les obstruent, tels que ouate, mouchoir, os, dentier, etc., avec les doigts ou bien avec une pince.

Si les corps étrangers tels que boutons os, pièces, de monnaie, etc., sont arrêtés plus bas dans l'œsophage, essayer de les extraire par le crochet de Kirmisson ou le panier et l'éponge de Gaëffe, ou bien de les refouler vers l'estomac à l'aide d'une sonde ou d'un tube de Debove ou d'une éponge montée.

On déshabille ensuite le patient, on le couche et on employe pour le ranimer tous les moyens décrits pour combattre la syncope.

On peut en outre mettre des sangsues derrière les oreilles, appliquer des sinapismes, des ventouses sèches sur la poitrine. Électricité (faradisation).

Quand le malade revient à la vie, lui donner des boissons cordiales, glace sur la tête ou pulvérisations d'éther, lavements purgatifs pour combattre la congestion cérébrale.

Il y a des exemples nombreux de pendus dont le cœur présentait des contractions après 30 minutes de pendaison et pouvant être rappelés à la vie.

c) *Par submersion. Noyés.* — Dépouiller le noyé de ses vêtements, le coucher sur un plan horizontal sur le dos tourné légèrement sur le côté droit pour ne pas gêner la circulation du cœur. Enlever les mucosités qui remplissent la bouche avec le doigt entouré d'un linge ou bien avec un tampon d'ouate solidement fixé au bout d'un morceau de bois assez solide pour résister à la contraction des mâchoires.

Le noyé étant couché la tête basse *sur le côté droit*, pencher sa tête, écarter ses mâchoires pour faciliter l'écoulement de l'eau et des liquides muqueux qui encombrent les voies digestives et respiratoires.

Surtout ne jamais le suspendre par les pieds pour ne pas augmenter la congestion cérébrale qui deviendrait mortelle.

Réchauffer le noyé avec des boules d'eau chaude, des briques chaudes, des couvertures, faire des frictions énergiques sèches ou avec des liquides excitants : bref, employer tous les moyens généraux indiqués plus haut à la syncope (respiration artificielle, tractions de la langue, etc.).

Si l'estomac contient une grande quantité d'eau, ce que l'on perçoit par le clapotement de la région gastrique, en la percutant, il faut, comme dans le lavage de l'estomac, y introduire une sonde de Faucher ou bien une sonde œsophagienne pour le vider de tout le liquide qu'il contient, tournant alors le noyé sur le côté gauche, pour que le liquide rassemblé dans la grande courbure de l'estomac puisse sortir plus facilement par le cardia (faire cette manœuvre surtout dans le cas où on n'a pas de sonde, car en tournant le noyé à droite, l'estomac se viderait dans l'intestin par le pylore), puis remettre le noyé sur le côté droit pour ne pas gêner le cœur.

Si le visage est congestionné, mettre des sangsues derrière les oreilles, des ventouses sèches sur la poitrine, des sinapismes aux cuisses et aux jambes, donner des lavements purgatifs (séné — sel marin).

Les soins que l'on donne à un noyé doivent être prolongés pendant une et même deux heures ; il y a des exemples de noyés rappelés à la vie au bout de [illegible]mps après être restés longtemps sous l'eau.

III. — Asphyxie par causes diverses.

a) *Par le froid. Congélation générale.* — Les blessés ou malades asphyxiés par le froid ne doivent pas être placés trop tôt près du feu ni dans une salle trop chaude. Il faut les réchauffer graduellement. On commence les frictions avec de la neige ou de l'eau froide. Quand les membres commencent à perdre leur raideur et à devenir souples, on élève peu à peu la température de l'eau. Puis seulement *lorsque le malade respire*, que le cœur bat et que la circulation est devenue régulière, alors on le place dans un lit chaud entouré de bouteilles *d'eau tiède* et couvert de couverture de laine. On lui donne à boire des grogs et du vin chaud.

b) *Par insolation, coup de chaleur.* — S'observe pendant les fortes chaleurs de l'été, surtout dans les troupes en marche.

Il faut déshabiller le malade, le mettre à l'ombre au frais, assis la tête haute. Compresses fraîches ou glacées sur la tête ou pulvérisation d'éther. On essuie la sueur abondante qui couvre son corps.

Frictions énergiques sur tout le corps et autres moyens décrits plus haut.

c) *Par la foudre ou par des courants électriques.* — Mêmes soins : frictions, massages, respiration artificielle.

Si le patient est encore en contact avec le fil conducteur de l'électricité, il faut faire cesser ce contact le plus tôt possible, mais le brancardier ne doit pas toucher ce fils avec la main, il doit l'éloigner avec un corps isolant, bâton, planche, habits roulés ou tissus en laine.

d) *Asphyxie des nouveau-nés.* — Enlever d'abord avec le doigt recouvert d'un linge fin les mucosités qui encombrent la bouche et le pharynx, flageller le dos et les fesses de l'enfant avec un linge mouillé, puis le frictionner avec des liquides alcooliqués, mettre par moment l'enfant la tête en bas en le tenant par les pieds, puis le relever et recommencer les frictions.

Donner un bain chaud légèrement sinapisé de quelques minutes, et continuer les frictions dans le bain.

Faire la respiration artificielle et surtout les tractions rythmées de la langue.

Insuffler de l'air dans les poumons à l'aide du tube laryngien muni d'une petite éponge ou d'une sonde en gomme que l'on conduit sur l'index jusque dans la trachée.

Les courants électriques faibles peuvent aussi être employés sur les muscles de la poitrine et de l'abdomen.

e) *Par ivresse complète.* — Quand un homme est en état d'ivresse complète soit qu'il ait des secousses épileptiformes dans les membres, soit qu'il présente cet état qu'on nomme vulgairement *ivre mort*.

Il faut d'abord, après l'avoir couché sur le dos la tête légèrement relevée, débarrasser l'estomac de l'excès des boissons alcooliques qu'il a absorbées, à l'aide de la sonde œsophagienne ou du tube de Faucher ou de Debove.

Souvent l'introduction de ces instruments dans l'estomac provoquent des vomissements qui aident puissamment au rétablissement du malade.

Puis on lavera l'estomac avec un litre d'eau de Vichy ou bien additionné de bicarbonate de soude ou de 20 à 30 gouttes d'ammoniaque liquide.

Dans certains cas moins graves le patient pourra boire un ou deux verres d'eau de Vichy, de Vals ou d'eau simple dans laquelle on comptera 10 ou 20 gouttes d'ammoniaque liquide pour dissiper l'ivresse.

Dans les cas graves, une fois l'estomac débarrassé et lavé, on continuera à employer les moyens que nous avons mentionnés plus haut pour les cas d'asphyxie et de syncope, jusqu'à ce que le malade ait repris connaissance.

Il arrive dans certains cas que les alcooliques loin d'être ivres morts sont au contraire très surexcités et présentent l'état de délire aigu nommé delirium tremens qui peut aller jusqu'au délire furieux.

Dans les cas légers de délire alcoolique les malades font le simulacre de leurs occupations journalières, ils entendent des bruits ou voient des animaux, rats, souris, etc., se promener sur leur lit. Il n'y a qu'à les surveiller, les empêcher de se lever, de sortir ou de prendre la fenêtre pour la porte. Attacher dans ce cas les fenêtres. Il faut les raisonner, dire comme eux et ne pas les contrarier.

Mais si le délire devient furieux, le malade ne connaît plus personne; il voit des ennemis ou des animaux malfaisants partout sur lesquels il frappe en brisant tout autour de lui.

Dans ce cas, il faut l'empêcher de se nuire ainsi qu'aux assistants, il faut lui mettre la camisole de force (voir p. 78).

CONVULSIONS DES ENFANTS

Très souvent les enfants en bas âge sont pris de convulsions, occasionnées par des causes multiples: dentition, indigestion, vers intestinaux, épingles qui les piquent. Il faut les dévêtir entièrement, les frictionner légèrement avec de l'eau de Cologne ou de l'alcool camphré, mettre des cataplasmes chauds sur le ventre et l'estomac, leur faire respirer des sels ou de l'éther, les mettre dans de grands bains chauds, en attendant le médecin. Ne pas leur faire avaler du sel, ce qui empêcherait de les purger avec le calomel.

ATTAQUES D'ÉCLAMPSIE DES FEMMES ENCEINTES

Ces attaques sont dues à l'albuminurie, elles sont très graves et menacent la vie de la mère et de l'enfant. Il faut coucher la malade, la dévêtir, la maintenir avec douceur pour qu'elle ne se blesse ni ne tombe du lit dans les mouvements convulsifs qui l'agitent, faire des frictions sur tout le corps, y promener des cataplasmes chauds et mettre trois ou quatre sangsues derrière les oreilles en attendant le médecin s'il tarde à venir.

ÉPILEPSIE (ATTAQUE DE HAUT MAL)

Affection caractérisée par des attaques convulsives formant deux degrés de gravité. Le premier degré consiste simplement en des vertiges. Le malade tombe ou s'affaisse en perdant connaissance pendant quelques secondes, une minute tout au plus. La face se tire, pâlit, grimace, le corps est secoué par quelques secousses légères. Le malade, revenu à lui, est étonné, hébété, regarde de tous côtés et semble demander aux assistants ce qui lui est arrivé, les mains se meuvent automatiquement, pour rouler, froisser les vêtements ou se déshabiller.

Deuxième degré. — L'accès est beaucoup plus grave, il est caractérisé par un cri, puis le malade tombe en avant, sur le côté ou en arrière en proie à des convulsions d'abord *toniques* pendant lesquelles le corps est rigide ; elles se changent au bout de quelques minutes en convulsions *cloniques* pendant lesquelles le corps est secoué par des mouvements désordonnés des membres, du tronc et de la tête.

Les yeux sont convulsés en haut, les mâchoires serrées mordent le plus souvent la langue, les dents craquent les unes contre les autres jusqu'à se briser ; le pouce des deux mains est révulsé dans la paume et serré par les autres doigts, la face est vultueuse, puis la respiration devient ronflante, les lèvres se garnissent d'une écume blanche, mais le plus souvent rougie par le sang qui provient de la morsure de la langue.

Quand on se trouve en présence d'un malade qui a une attaque d'épilepsie il n'y a aucune médication à lui donner; il faut après avoir placé le patient à l'abri de la circulation et des curieux, desserrer tout ce qui peut comprimer le cou, la poitrine et la taille, glisser entre les dents un morceau de bois entouré de linge, de caoutchouc, d'étoffe, pour éviter le craquement des dents, qui quelquefois se brisent et la morsure de la langue; maintenir sans raideur la tête et les membres qui sont secoués par des mouvements convulsifs pour leur éviter les chocs contre les objets voisins et les contusions consécutives; essuyer l'écume qui sort de la bouche et attendre la fin de l'attaque.

L'épileptique après son attaque est dans un état de courbature et d'hébétude profondes; il ne se souvient de rien et s'endort; il faut respecter son sommeil. Quelquefois il a du délire. Il faut, quand il s'éveille, lui aider à se relever, à s'asseoir, à se rhabiller et le laisser se reposer jusqu'à ce qu'il veuille de lui-même regagner son domicile où le mieux qu'il puisse faire est de se coucher quelques heures.

HYSTÉRIE (ATTAQUE DE NERF)

Les attaques de nerf ou attaques convulsives ne s'observent guère que chez les femmes; il faut quelquefois très peu de choses pour les produire, une simple contrariété. Elles n'ont pas de gravité, la crise se termine souvent par des larmes.

Dans ce cas, étendre la malade par terre ou sur un lit, desserrer tout ce qui peut gêner la respiration, faire respirer de l'éther, des sels, laver la figure et les mains avec de l'eau de Cologne, linges chauds sur le creux de l'estomac.

Ne tolérer personne près de la malade afin que lorsqu'elle

reviendra à elle, la contrariété de se voir entourée de personnes étrangères ne vienne à déterminer une ou plusieurs attaques consécutives, comme cela arrive dans les cas graves d'hystérie.

Donner *au réveil* un peu de sirop d'éther, d'eau de mélisse ou de menthe dans un peu d'eau ou sur un morceau de sucre, mais ne jamais chercher à faire boire aucun malade atteint de crises convulsives, pendant les convulsions, pour éviter l'entrée du liquide dans le larynx et l'étouffement consécutif.

ACCOUCHEMENT SUR LA VOIE PUBLIQUE

Les soins immédiats *très urgents* lorsque l'enfant, expulsé de l'utérus gît sur le sol près de sa mère, consistent :

1° A enlever avec le doigt les mucosités qui peuvent s'être accumulées dans la bouche et la gorge du nouveau-né ;

2° A dégager le cou ou les membres des circulaires, du cordon ombilical qui les entourent sans violence par des tractions et des manœuvres douces sans tirailler le cordon ni du côté de l'enfant, ni du côté de la mère ;

3° A attacher le cordon à 7 ou 8 centimètres du nombril de l'enfant avec un gros fil, une ficelle fine, un cordonnet par deux ou trois tours *bien serrés*; puis à faire 8 centimètres plus loin du côté de la mère une deuxième ligature du cordon, et à couper le cordon entre ces deux ligatures.

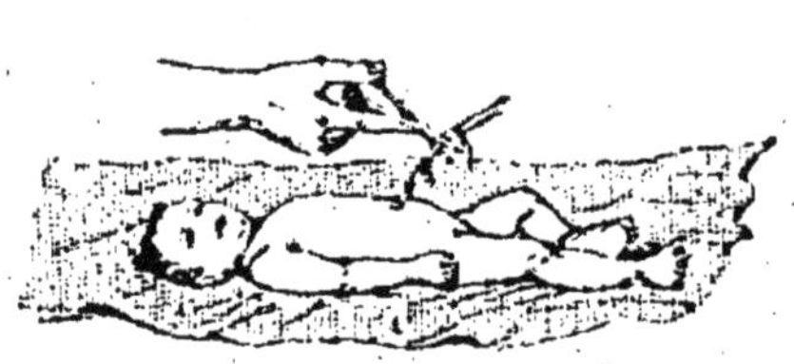

Fig. 96.

On enlève alors l'enfant, on le place dans un vêtement chaud, jupon, tablier, robe, etc., et l'on transporte immédiatement la mère et l'enfant, soit à l'hôpital le plus proche, soit à leur domicile, en surveillant le cordon de l'enfant et de la mère dans la crainte d'une hémorragie.

Si l'accouchée présente une hémorragie utérine, il faut l'étendre de suite sur le dos par terre, le siège relevé et la tête basse, puis saisir le globe de la matrice avec les deux mains réunies et le comprimer, ou bien encore refouler avec les deux mains les parois flasques de l'abdomen pour aller comprimer profondément l'artère aorte sur la colonne vertébrale au niveau des dernières vertèbres lombaires.

Si le cordon ombilical saigne, il faut faire une ligature supplémentaire entre la première ligature et le nombril de l'enfant.

TRAUMATISMES

I. — CONTUSION OU ÉCRASEMENT DES TISSUS

La contusion est produite par un coup, un choc, une chute d'un endroit élevé, par une pression, variables en force et en durée sur une ou plusieurs parties du corps.

On divise la contusion en quatre degrés :

Premier degré. — *Gonflement, ecchymoses* ou taches rouges, jaunes, vertes, noires produites par une contusion ou pression légère et un pincement.

Deuxième degré. — *Bosses sanguines* accompagnées d'ecchymoses plus larges et plus colorées que dans le premier degré, siégeant ordinairement à la tête, contenant du sang, pouvant former abcès et suppurer.

Soins immédiats de ces deux degrés. — Applications, sur la contusion, de compresses trempées dans de l'eau froide, contenant de l'alcool camphré, un peu d'eau blanche ou acétate de plomb, du sel marin, du borate de soude; maintenues par une bande qui exerce une légère compression et aide à la résorption de la bosse sanguine. Ne pas appliquer sur la bosse sanguine une pièce de monnaie en exerçant une forte pression qui augmenterait la contusion, mais faire plutôt de légers massages pour aider au sang à se résorber. S'il y a plaie, ne pas employer l'arnica qui souvent détermine des accidents inflammatoires, ni d'eau blanche qui pourrait occasionner un empoisonnement par le plomb.

Repos complet de la partie contusionnée.

Troisième degré. — Les tissus mous, muscles, veines,

artères sont écrasés, la circulation est arrêtée et plus tard ces tissus se mortifient, se grangrènent, prennent une coloration noire et forment *des escarres.* Gonflement, œdème, larges ecchymoses.

Quatrième degré. — Broiement d'un membre entier, par une voiture, un automobile, sous des pierres, dans un engrenage.

Soins immédiats dans ces deux degrés. — Agir avec beaucoup de douceur pour faire les lavages et le pansement avec des liquides antiseptiques, toucher les plaies avec de la teinture d'iode et placer un appareil pour immobiliser les parties blessées. Repos complet, au lit; en attendant l'arrivée du médecin.

Dans les contusions de la tête par coups, chutes, etc., il peut y avoir commotion cérébrale, fracture des os du crâne, avec écoulement de sang par les narines et par les oreilles. Le blessé est alors plongé dans le coma. Mettre des compresses fraîches sur la tête, porter le malade avec de grandes précautions et le coucher dans un endroit frais et aéré, la tête bien soutenue et pas trop élevée.

Dans les contusions du thorax, il peut y avoir fracture de côtes qui empêche le blessé de respirer. Contusion du poumon avec crachement de sang. Immobiliser le thorax par un bandage de corps. Donner à boire des boissons froides acidulées (citron), de petits bouts de glace à sucer.

Dans les contusions de l'abdomen. — Il peut y avoir contusion du foie, de la rate, des intestins. Il faut immobiliser l'abdomen par une ceinture de flanelle, par un bandage de corps, des serviettes ou des bandes. Vessie de glace sur le point contusionné après y avoir mis un carré de flanelle.

II. — PLAIES. BLESSURES. ÉCORCHURES

On peut poser en principe que toutes les plaies, toutes les écorchures accidentelles sont infectées et peuvent donner lieu à des accidents qui sont : la *suppuration*, la *phlébite*, la *lymphangite*, *l'érysipèle*, le *phlegmon*, la *pourriture d'hôpital*, *l'infection purulente*, le *tétanos*, etc., si elles ne sont pas pansées avec la plus stricte asepsie et désinfectées ensuite.

Pour éviter ces accidents, il faut observer plusieurs préceptes.

Ne pas infecter davantage la plaie en la mettant en contact avec les doigts, avec de l'eau ou des pièces de pansement sales et non aseptisés; faire, en un mot, le pansement *propre absolu.*

Du premier pansement bien fait dépend la guérison.

Les plaies peuvent être produites de différentes façons :

I. — *Plaies par intruments contondants* : Bâtons, pierres, bouteilles, etc.

Plaies par instruments tranchants : Couteaux, sabres, tranchets, rasoirs, etc.

Plaie par instruments piquants : Couteaux, stylets, poinçons, etc.

Plaies par arrachement : Dans un engrenage.

Plaies par écrasement : Sous une pierre, un madrier, une caisse, etc.

Soins immédiats.

a) Arrêter l'hémorragie s'il y en a une par la compression de l'artère aux points anatomiques. Voir Hémorragies, p. 123.

b) Pansement de la plaie. Ne jamais toucher la plaie avec les doigts.

Dans tous les cas de plaies ou écorchures, la personne qui fait le pansement doit *sitôt qu'elle le peut* :

Se laver les mains avec de l'eau chaude et du savon; bien curer les ongles, les désinfecter avec une solution antiseptique d'acide phénique à 2 p. 100, de sublimé ou de permanganate de potasse à 1 p. 1.000, avec de la teinture d'iode, de la benzine, de l'alcool pur ou camphré, etc. (*ce que l'on pourra trouver* si l'accident arrive à la campagne, cristaux ou borate de soude, dit borax).

Faire ensuite un nettoyage minutieux de la plaie et de la

peau environnante, avec de l'eau aussi pure que possible, froide si l'on est loin de toute habitation, bouillie et chaude si l'on est dans une ferme ou dans un village ; employer à ce nettoyage du savon pour bien enlever toutes les souillures. On pourra décaper la peau avec de l'alcool, de l'éther, de la benzine, de la térébenthine pour enlever les corps gras ou noirs comme cela existe sur les mains des ajusteurs mécaniciens.

Ne jamais se servir d'éponges pour laver la plaie, mais d'ouate hydrophile ou de linge qui ait bouillie trente minutes dans une lessive de carbonate de soude ou de potasse dits cristaux, qu'on trouve partout; on fera bouillir en même temps les compresses, bandes et linges destinés au pansement de la plaie.

Une fois la plaie détergée et débarrassée de toutes ces souillures, il faut *la toucher ainsi que la peau qui l'entoure avec un badigeonnage léger de teinture d'iode fraîche.*

Puis on procède au pansement en plaçant sur la plaie de la gaze ou un linge fin stérilisé par l'ébullition, sec ou trempé dans de l'eau bouillie ou la solution de Van Swieten (1 gramme de sublimé pour un litre d'eau distillée, ou bouillie ; ou dans une solution à 5 p. 100 de borate de soude (borax) qu'on trouve partout à la campagne.

Par-dessus ce linge on place une couche d'ouate aseptique pour empêcher les germes infectieux de pénétrer jusqu'à la plaie ; on fixe ensuite ce pansement par une bande stérilisée en exécutant le bandage indiqué pour la région.

Ne jamais mettre l'ouate directement sur la plaie, elle se colle, se feutre, abandonne des brins nombreux, ce qui rend le pansement douloureux et plus difficile, surtout pour les brûlures.

Ne jamais placer par-dessus le pansement humide, ou sec *un tissu imperméable* qui échauffe la plaie, produit sa macération et celle de la peau environnante et s'oppose à la cicatrisation rapide. *S'abstenir de parler* en lavant la plaie, afin de ne pas l'infecter par les gouttelettes de salive qui sont projetées hors de la bouche chaque fois qu'on parle.

II. — *Plaies par armes à feu.*

Les balles de gros calibre mâchées ou les éclats d'obus produisent des plaies larges, anfractueuses, infectées par des débris de vêtement. Les balles du fusil de guerre étant de petit calibre font des plaies petites qui saignent peu et ne sont pas toujours infectées.

Soins immédiats. — Les mêmes que précédemment, ne pas infecter la plaie et pour cela ne pas la sonder, ni la fouiller, ni chercher le projectile. Il ne faut enlever que ce qui souille la plaie et la peau environnante et se méfier des hémorragies consécutives à l'enlèvement des caillots sanguins et du projectile même s'il est superficiel.

Sur les plaies pénétrantes de la région du cœur, de la poitrine et de l'abdomen, il faut faire un pansement occlusif et compressif, puis immobiliser ces régions par un bandage de corps, une nappe, une serviette, une ceinture de flanelle ou de gymnastique, etc.

Dans les plaies pénétrantes de l'abdomen, il ne faut pas faire boire les blessés, parce que, si l'intestin était perforé, le liquide ingéré pourrait entraîner des matières septiques de l'intestin qui, tombant dans le péritoine, produiraient la péritonite.

III. — *Plaies par morsure d'animal sain.*

Mêmes soins que plus haut : panser ensuite avec une solution antiseptique. Toucher les plaies avec de la teinture d'iode, de l'alcoolé de menthe, eau de mélisse, etc., pour désinfecter la plaie de la salive de l'animal.

IV. — *Plaies empoisonnées ou envenimées.*

a) *Par morsure de chien ou de chat enragés, de cheval morveux, de serpents venimeux (vipère, etc.).*

Soins. — Lier le membre au-dessus de la plaie, la débrider et faire saigner le plus possible par pression ou en posant une ventouse sur la plaie pour entraîner le virus ou le venin au dehors.

Laver à l'eau chaude à grande eau. Mettre dans les plaies quelques gouttes d'eau bouillante, de perchlorure de fer, de formol, de permanganate de potasse, de teinture d'iode, de térébenthine, etc., introduites jusqu'au fond de la plaie avec un stylet aiguillé ou un passe-lacet dont le chas, trempé dans le liquide employé, retient une ou plusieurs gouttes qui se répandent dans les tissus blessés décomposant le virus et l'atténuant. Il faut ensuite cautériser avec une aiguille à tricoter, un stylet, une tringle rougis au feu qu'on introduit vivement dans la plaie ; faire ensuite un pansement antiseptique.

b) *Par piqûres d'abeilles, guêpes, frelons, scorpions, taons, moustiques, araignées, mouches charbonneuses*, etc.

Enlever l'aiguillon de l'insecte, faire saigner, laver avec de l'eau et du savon, *panser* avec de l'alcoolé de menthe, de l'eau de mélisse, de l'eau oxygénée, du formol ou aldéhyde formique étendu d'un peu d'eau, mettre sur la piqûre quelques gouttes de teinture d'iode ou d'ammoniaque ou de térébenthine pour décomposer et annihiler le venin.

Il ne faut pas sucer les plaies empoisonnées ou envenimées, on pourrait contracter la rage ou la morve, ou autres maladies. Le venin de certains serpents pourrait aussi être dangereux, et dans les cas plus bénins on pourrait infecter encore plus la plaie, car la salive contient de nombreux microbes.

On ne doit pas se lasser de répéter que si les plaies faites par le bistouri du chirurgien sont aseptiques, toutes les plaies accidentelles peuvent être considérées comme infectées. Aussi doit-on toujours laver et désinfecter très soigneusement toutes les plaies si petites soient-elles, même les égratignures, pour les empêcher de suppurer, surtout les plaies des mains, des jambes et des pieds, qui sont fréquentes dans les sports chez les cyclistes, les cavaliers, les coureurs, etc. Il y a en effet à craindre pour eux, le tétanos, maladie mortelle caractérisée par la raideur générale du corps.

Le bacille du tétanos se trouve partout, dans la boue des rues, dans la poussière des routes, dans les écuries, dans le sol des fermes, dans les fumiers.

Pour l'éviter, il faut, après les lavages, toucher les plaies avec de la teinture d'iode ou du permanganate de potasse à 1 p. 1.000, ou bien les saupoudrer fortement avant de faire le pansement, avec du sérum antitétanique sec et pulvérisé qu'il est facile d'emporter avec soi.

Le tétanos déclaré se combat par des injections de sérum antitétanique.

L'infection du sang par la morsure de la vipère se traite par les injections de sérum de Calmette. Dans la morsure des serpents des pays chauds, cobra, trigonocéphale, etc., qui plongent le malade dans un collapsus profond, outre les moyens précités, il faut faire la respiration artificielle et les tractions de la langue pendant quatre, cinq ou six heures. Quant à la rage, il faut, sitôt le pansement des morsures terminé, diriger le blessé immédiatement sur l'Institut Pasteur le plus rapproché : Paris, Lille, Bordeaux, Montpellier, Marseille, Lyon, en France ; Alger, Tunis, Saïgon, Madagascar, dans les colonies, afin de le soumettre au traitement par les injections de sérum antirabique.

Les amateurs de sport et ceux qui voyagent devraient toujours avoir avec eux le pansement individuel du soldat, composé d'un sac en tissu imperméable, contenant les matériaux aseptiques suivants :

De l'ouate ou de l'étoupe enveloppée de gaze ;

D'une compresse ;

D'une bande, de deux épingles ;

Et d'un petit flacon de teinture d'iode.

Ce pansement devrait se trouver ainsi qu'une petite pharmacie élémentaire dans les boîtes de polo, de golf, etc.

N. B. — *On doit rapprocher le plus possible les lèvres des plaies en faisant leurs pansements.*

III. — BRULURES (*trois degrés*).

A. — Par le feu, par les liquides bouillants.

Soins immédiats. — Enlever d'abord les vêtements avec de grandes précautions pour ne pas déchirer la peau qui s'y trouve collée, les couper s'ils adhèrent aux parties brûlées.

Premier degré. Érythème (rougeur). *Gonflement.* — Application de compresses imbibées d'eau froide, de solution de borate de soude à 5 p. 100, d'acide picrique à 1 p. 100, de décoctions froides de feuilles de noyer (à la campagne si l'on est isolé), de liniment oléo-calcaire. Bains froids locaux des mains et des pieds dans les solutions précitées. *Ne jamais mettre d'encre.*

Deuxième degré, Phlyctènes (ampoules comme après un vésicatoire). — Percer les ampoules avec une aiguille flambée pour faire sortir la sérosité, *ne pas enlever la peau.* Garantir de l'air et de la poussière par des compresses de linge fin ou de gaze aseptiques *sèches* ou trempées dans les solutions et décoctions fraiches citées plus haut, mettre par-dessus de l'ouate aseptique (mais ne jamais mettre l'ouate directement sur les brûlures, parce que l'ouate s'imbibe de la sérosité des ampoules, se feutre, se sèche, colle à la peau et aux tissus brûlés et rend le pansement long, douloureux et difficile). On peut mettre des cataplasmes frais d'amidon ou de fécules de pommes de terre.

Troisième degré. Escarres. Mortifications des tissus Brûlures profondes. — Même pansement immédiat que pour les ampoules. Séparer les doigts de la main ou du pied brûlés, pour éviter qu'ils ne se collent ou ne se soudent entre eux. Badigeonnages de teinture d'iode, immobiliser les membres et les placer dans l'extension.

B. — 1° Par les caustiques acides.

Tels que les acides azotique dit aussi nitrique, chlorhydrique dit muriatique, sulfurique (vitriol), phénique, etc. Eau régale, eau seconde, etc.

Soins. — Laver à grande eau les parties brûlées, ou bien avec une *solution alcaline*, de bicarbonate de soude ou de carbonate de potasse faible, d'eau de savon, d'eau de chaux, de blanc de Meudon ou de craie délayés. Appliquer ensuite des compresses trempées dans ces solutions ou saupoudrées de craie et de blanc de Meudon

2° Par les caustiques alcalins.

Tels que potasse et soude caustiques, ammoniaque, chaux vive, etc.

Laver avec de l'eau aiguisée de jus de citron, de vinaigre, d'acides acétique ou borique, ou de quelques gouttes (30 ou 40 dans un litre d'eau) d'acide sulfurique, qui se combinent avec ces bases alcalines pour former des sels inoffensifs tels que sulfate de potasse, de soude, de chaux, etc.

Il arrive assez souvent que plusieurs couches de teinture d'iode vieille et concentrée, appliquées sur la peau, déterminent, surtout chez les jeunes filles et les enfants, une forte inflammation de la peau et des phlyctènes comme dans une brûlure du second degré, qui augmente en intensité si l'on met après les badigeonnages des cataplasmes chauds de farine de graines de lin.

Dans d'autres cas, après l'application de cataplasmes simples chauds ou sinapisés, qui rend la peau plus tendre, si l'on fait des frictions avec la térébenthine, la teinture d'arnica, le pétrole, etc., il se produit une vésication intense qui effraie le malade et l'entourage. L'infirmière avertie fera le premier pansement comme dans un cas de brûlure au deuxième degré ou comme pour un vésicatoire, avec des compresses de gaze trempées dans une solution à 2 p. 100 de borate de soude.

Les infirmières et les infirmiers brancardiers doivent savoir que le meilleur moyen d'éteindre le feu qui accidentellement peut prendre aux jupes et aux robes des femmes et des enfants, soit par éclatement de lampes à pétrole, soit en s'approchant d'un foyer incandescent est de les rouler dans un tapis, une couverture, un vêtement pour éteindre les flammes d'abord, puis de verser de l'eau froide sur ces vêtements encore chauds.

Ils ne doivent pas oublier que l'*ouate* des pansements s'enflamme facilement, de même que l'*éther* au voisinage d'une bougie ou d'une lampe.

Dans les brûlures étendues, il faut remonter les forces des malades par du thé, du café chauds et autres boissons stimulantes.

IV. — GELURES (*Trois degrés*).

Le froid intense produit sur nos tissus les mêmes effets que la chaleur.

Premier degré : *Engelures, rougeur, gonflement.* — *Premiers soins.* — Vaseline, glycérine, glycérolé d'amidon, pommade à l'oxyde blanc de zinc, lavages à l'alcool.

Deuxième degré : *Ulcérations phlyctènes ou ampoules.* — Comme pour les brûlures au premier degré, cataplasmes de fécule ou d'amidon.

Troisième degré : *Congélation.* — Réchauffer lentement et progressivement les extrémités gelées par des frictions légères avec de la neige, de l'eau froide d'abord, puis tiède, en attendant le médecin qui jugera à quel moment on doit employer la chaleur, mettre des boules d'eau chaude ou placer le malade dans des couvertures, et le remonter par des boissons chaudes excitantes.

En réchauffant trop rapidement un pied gelé, on produit l'éclatement des vaisseaux sanguins et des tissus, leur mortification et la gangrène consécutives, telle une carafe ou un récipient quelconque rempli d'eau congelée se brise si l'on veut faire fondre trop vite la glace qu'ils contiennent.

Les pulvérisations de chlorure de méthyle sous forme de siphonage, employées contre les rhumatismes, la sciatique peuvent déterminer des gelures du deuxième degré, les applications de glace si elles sont faites sur la peau non protégée par un double de flanelle peuvent produire les mêmes accidents.

APPAREILS DE LA CIRCULATION

CIRCULATION ARTÉRIELLE, VEINEUSE ET CAPILLAIRE

L'appareil de la circulation est formé par le cœur et par des tubes élastiques (vaisseaux sanguins, artères, veines et capillaires artériels et veineux).

Le cœur situé à gauche dans le thorax est un organe musculaire formé de quatre cavités nommées oreillettes et ventricules, on les distingue en droites et gauches. Les oreillettes ne communiquent pas entre elles, les ventricules non plus. Les oreillettes sont situées au-dessus des ventricules. La droite communique avec le ventricule droit et la gauche avec le ventricule gauche.

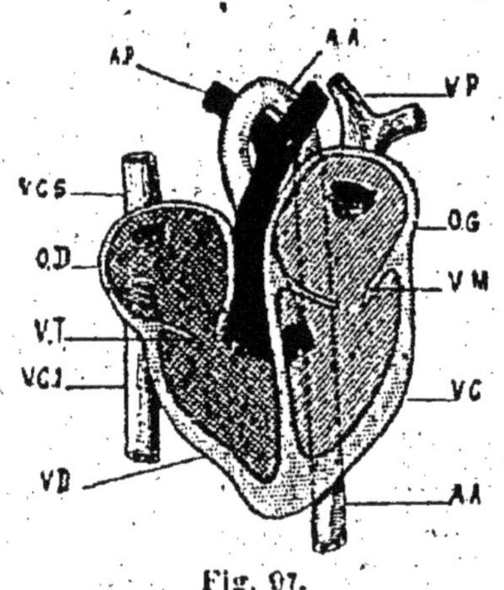

Fig. 97.

Le cœur et les vaisseaux sanguins sont remplis d'un liquide rouge qui est le sang (5 litres environ) et qui lancé par les contractions du cœur et des vaisseaux sanguins circule continuellement, chargé d'oxygène et des principes de la digestion qu'il va porter dans toutes les parties de notre corps comme éléments de sa nutrition, de sa chaleur et de sa vie.

Les contractions du cœur forment ce qu'on appelle les battements ou bruits du cœur qu'on entend très distinctement en mettant l'oreille sur le côté gauche de la poitrine. L'ondée sanguine lancée par la contraction du cœur produit un mouvement de dilatation tout le long du trajet des artères : c'est ce qu'on nomme le pouls. Très perceptible au poignet sur l'artère radiale. Ce sont deux moyens de reconnaître l'état de vie, de syncope ou de mort d'un malade ou d'un blessé.

Voici le mécanisme de la circulation du sang :

Le cœur plein de sang se contracte. Le ventricule gauche lance le sang rouge oxygéné, qui vient du poumon, dans l'artère aorte et dans ses nombreuses ramifications capillaires par lesquelles il pénètre dans toutes les parties de notre corps où il abandonne son oxygène et les produits de la digestion. Il passe ensuite des capillaires artériels dans les capillaires des veines, se charge d'acide carbonique, devient noir et remontant dans les veines plus grosses, est ramené par les veines caves inférieures et supérieures dans l'oreillette droite d'où il tombe dans le ventricule droit qui le lance dans le poumon par l'artère pulmonaire et ses capillaires, où il se charge d'oxygène, se débarrasse de l'acide carbonique qu'il contient, passe dans les capillaires des veines pulmonaires qui le ramènent dans l'oreillette gauche d'où il tombe dans le ventricule gauche qui le lance à nouveau dans l'artère aorte pour recommencer ses deux circuits (fig. 98).

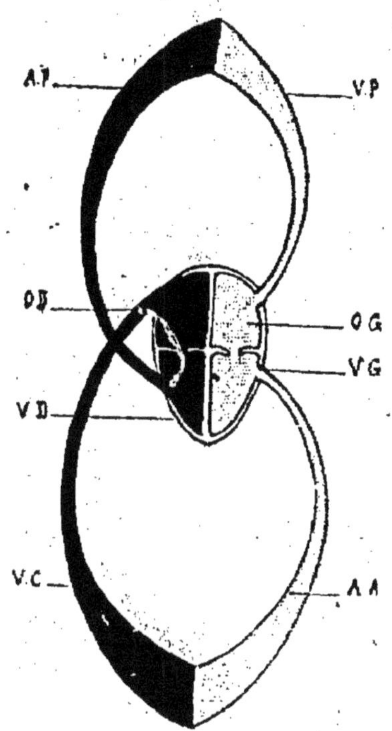

Fig. 98.

A.P. Artères pulmonaires. — O.D. Oreillette droite. — V.D. Ventricule droit. — V.C. Veines caves. — V.P. Veines pulmonaires. — O.G. Oreillette gauche. — V.G. Ventricule gauche. — A.A. Artère aorte.

Principales artères.

A la tête. . . . . . Artère { temporale. / occipitale.

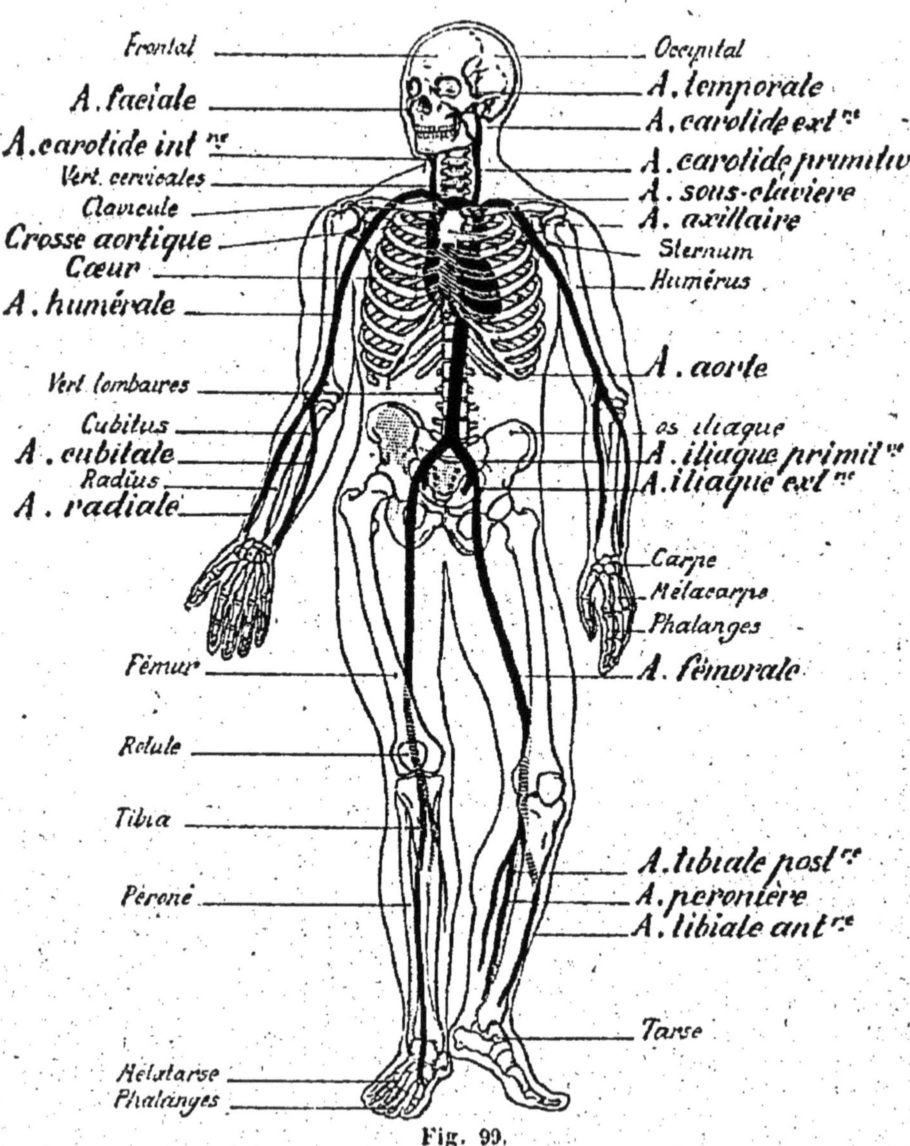

Fig. 99.

Au cou . . . . . . Artères carotides { interne. / externe.

Base du cou. . . .	Artère	{ sous-clavière. { aorte.
A l'aisselle. . . .	—	axillaire.
Au bras.	—	humérale.
A l'avant-bras. . .	—	{ cubitale. { radiale.
A la main	—	palmaires.
Aux doigts.	—	collatérales.
Dans le bassin. . .	—	iliaque { externe. { interne.
A la cuisse	—	fémorale.
Au jarret.	—	poplitée.
A la jambe. . . .	—	{ tibiale antérieure. { tibiale postérieure. { péronière.
Au dos du pied . . .	—	pédieuse.

Quand une artère ou une veine sont déchirées ou coupées, le sang s'écoule au dehors et donne lieu à ce qu'on appelle une hémorragie.

HÉMORRAGIES (*Écoulement de sang*).

Le premier soin d'un brancardier en secourant un blessé, est de s'assurer s'il y a une hémorragie et de l'arrêter le plus tôt possible, car les hémorragies des grosses artères peuvent amener la mort en quelques instants.

Les hémorragies sont de trois sortes :

Artérielles. — Le sang sort d'une artère blessée par jets saccadés et sa couleur *est rouge*, étant chargé d'oxygène.

Veineuses. — Le sang qui vient des veines *est noir*, étant chargé d'acide carbonique et coule en bavant par petites saccades.

Capillaires. — Le sang s'écoule en nappe.

Manières d'arrêter les hémorragies artérielles.

I. — *Par la compression directe dans la plaie.*

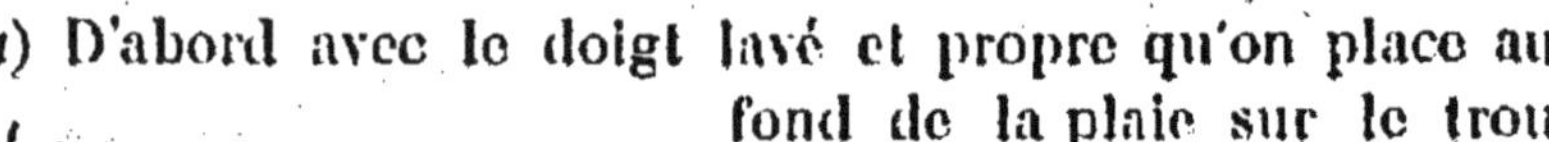

a) D'abord avec le doigt lavé et propre qu'on place au fond de la plaie sur le trou béant de l'artère.

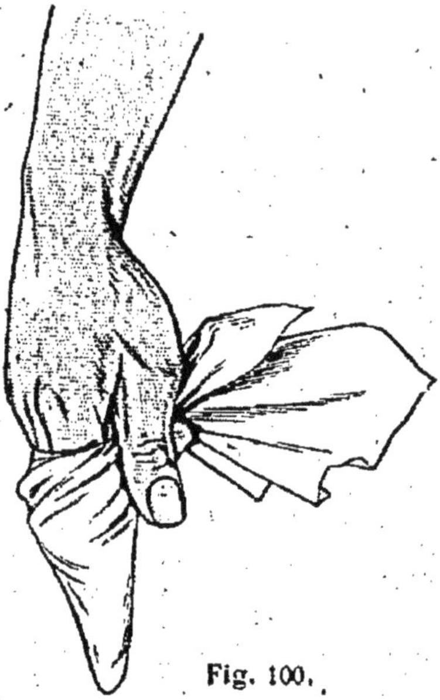

Fig. 100.

b) Ou bien avec une compresse, un linge propre enfoncé dans la plaie comme un doigt de gant dans lequel on fait pénétrer en les bourrant du linge ou des tampons d'ouate bien serrés, et maintenus par un bandage compressif afin de comprimer l'artère et de s'opposer à la sortie du sang.

c) Enfin avec une pince hémostatique stérilisée introduite dans la plaie avec laquelle on pincera un paquet de tissus où se fait l'hémorragie et dans lequel l'artère sera comprise. Cette façon

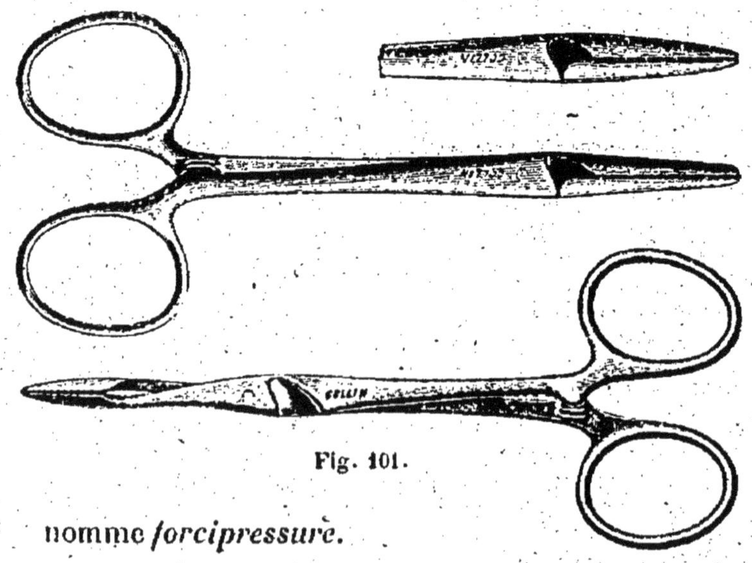

Fig. 101.

nomme *forcipressure*.

II. — *Par la compression indirecte.*

C'est-à-dire en dehors de la plaie qui saigne, loin d'elle, sur le trajet des artères entre le *cœur et la plaie.*

A. — *Compression digitale.*

Avec les doigts réunis les uns à côté des autres et placés sur un point déterminé du trajet de l'artère, comme si on les appuyait fortement sur un tuyau en caoutchouc dans

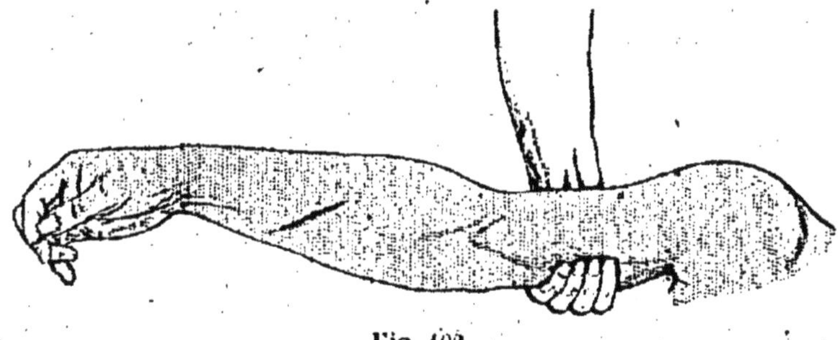

Fig. 102

lequel coulerait un liquide que l'on voudrait arrêter (fig. 102 et 103); cette compression est très fatigante, et au bout de

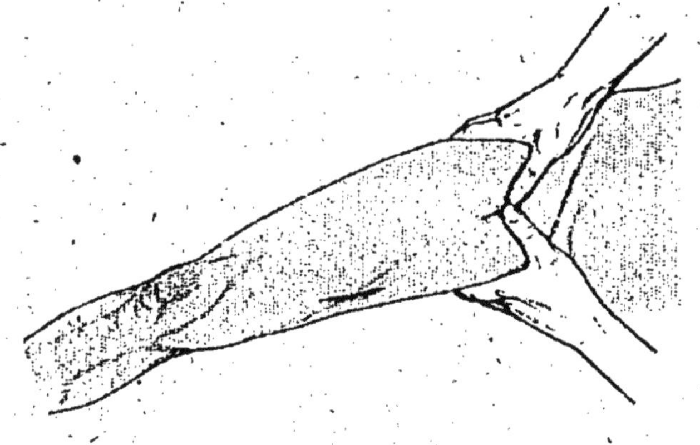

Fig. 103.

quelques instants, le brancardier est obligé par les crampes des doigts d'appuyer les doigts de son autre main sur ceux qui sont placés sur l'artère, et même de faire appel à un autre brancardier qui place sa main sur la sienne, en faisant pression.

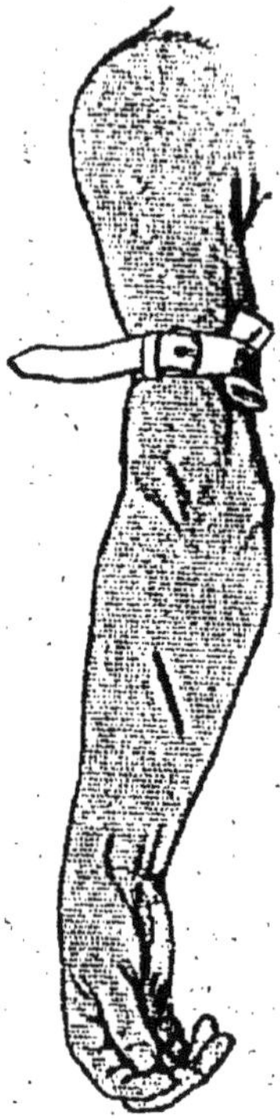

Pour remédier à cet inconvénient, on se sert d'appareils nombreux; c'est ce qu'on appelle faire la compression mécanique.

Fig. 104.

B. — *Compression mécanique.*

Par des compresseurs, tels que :

a) *La pelote à lac,* formée d'une pelote fixée sur une courroie à boucle que l'on serre suffisamment après avoir entouré le membre et placé la pelote sur le trajet de l'artère (fig. 104).

On peut remplacer cet appareil par une bande roulée ou un corps dur, caillou, bouchon, etc., placés sur l'artère et maintenus par une courroie à boucle bien serrée.

b) La compression peut se faire aussi en exerçant une constriction circulaire sur toute la circonférence du membre par la bande de Nicaise (fig. 105), composée d'une bande en tissu élastique résistant qu'on enroule autour du membre à comprimer, par des tours circulaires fortement serrés. Elle se fixe par un crochet situé à l'une de ses extrémités, lequel crochet est engagé dans un des anneaux fixés sur la longueur de cette bande et qui permettent de graduer la constriction qu'on veut exercer.

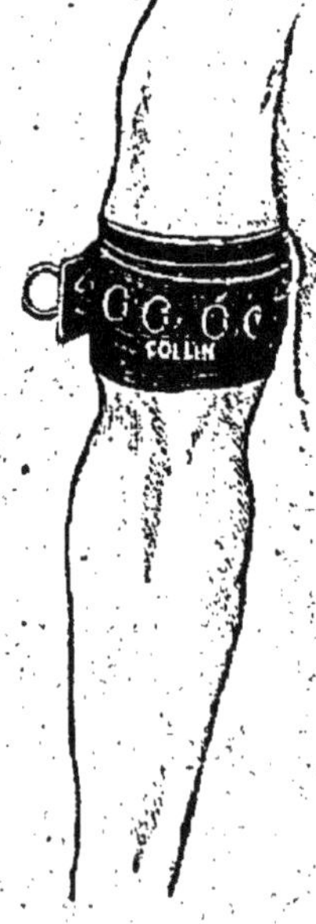

Fig. 105.

c) Un autre appareil très puissant de compression dont on se sert aussi dans les amputations, pour arrêter la circulation d'un membre qu'on doit amputer, est la bande d'Esmarch (fig. 106).

Elle se compose d'une bande élastique de 8 mètres de long et de 6 centimètres de large, et d'un tube en caoutchouc

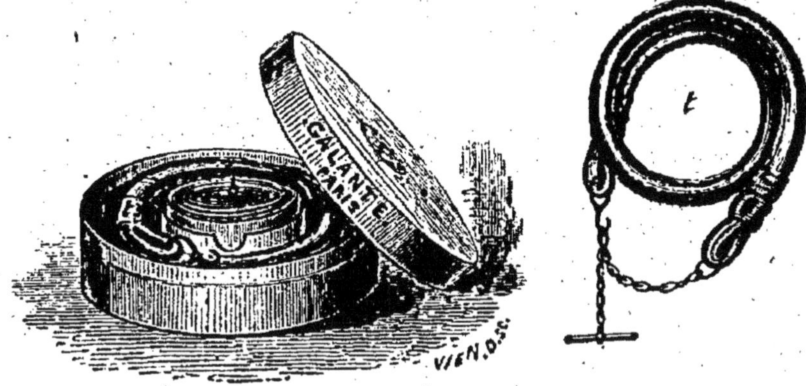

Fig. 100.

muni à l'une de ses extrémités d'un crochet et à l'autre d'une chaînette avec barrette fixée au dernier anneau.

On peut aussi se servir *d'une simple bande en caoutchouc* qu'on fixe avec un lien, un bout de bande ou bien en glissant l'extrémité sous le dernier tour circulaire ; *d'un tuyau en caoutchouc*, *de ceintures élastiques*, *de bretelles*, *de bandes*, *de cordes* dont on entoure le membre blessé en serrant fortement jusqu'à l'arrêt de l'hémorragie.

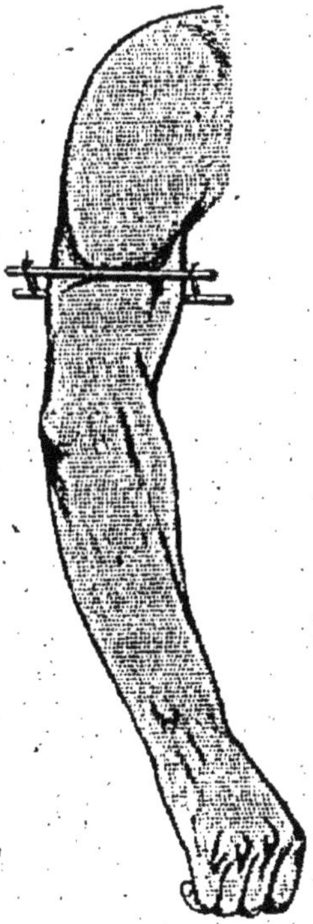

Tous ces appareils exerçant une constriction circulaire autour d'un membre blessé et arrêtant complètement la circulation de tous les vaisseaux sanguins, artères et veines, ont le grand inconvénient de produire le gonflement ou œdème du membre ainsi comprimé. Il ne faut donc pas les laisser trop longtemps en place sous peine de produire la gangrène des extrémités.

Fig. 107.

e) On emploie aussi le *tourniquet à baguettes* formé de deux bâtons ou planchettes, longs de

0 m. 25 pour le bras et de 0 m. 40 pour la cuisse, placés en travers et de chaque côté du membre, liés et serrés à chaque extrémité (fig. 107), par une ficelle fixée dans une encoche.

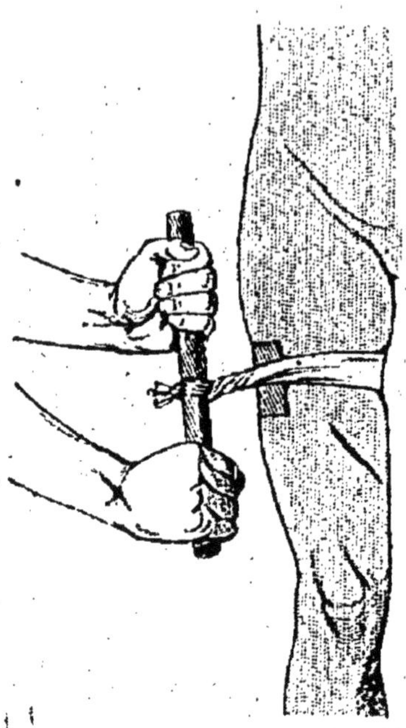

Fig. 108.

Il peut facilement s'improviser partout, ainsi que le *garrot*.

Il n'arrête pas entièrement la circulation comme le garrot ou la bande élastique, mais il se déplace plus facilement et doit être surveillé. De ces deux moyens le garrot est le plus efficace.

f) Le *garrot* se fait en entourant le membre blessé entre le cœur et la plaie avec un lien quelconque, corde, foulard, serviette que l'on noue sans serrer. On glisse alors entre le membre et le lien un bâtonnet avec lequel on fait un mouvement de torsion qui comprime le membre tout entier. Il faut glisser entre le membre et le point de torsion, un morceau de carton, une petite planchette ou une plaque de ceinturon, afin de ne pas pincer et déchirer la peau (fig. 108).

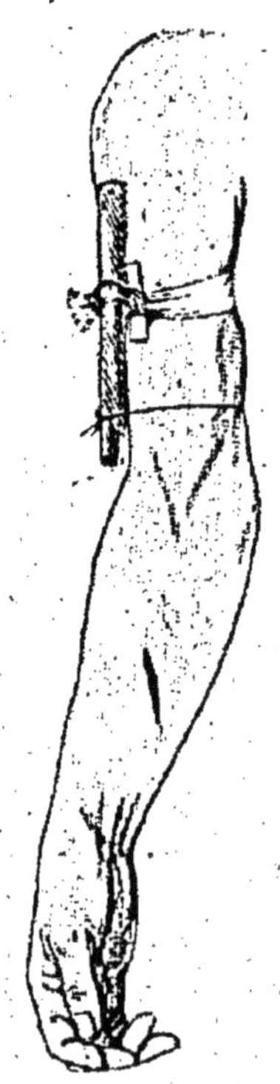

Fig. 109.

On peut encore mettre dans une compresse un corps dur, un caillou, un bouchon, *une grosse bande* roulée serré, un morceau de bois rond de 20 centimètres de long et gros comme le poignet qu'on place sur le trajet de l'artère, puis avec une bande en toile ou un mouchoir roulé en cravate, on fixe ce corps dur par un bandage circulaire très serré ou par un *garrot* (fig. 109).

Ces appareils qui font la compression complète circulaire des membres ne doivent pas être trop serrés ni laissés trop longtemps en place, parce qu'ils arrêtent complètement la circulation artérielle et veineuse et pourraient amener la mortification ou gangrène des extrémités des membres trop longtemps et trop fortement comprimés, par écrasement des tissus ou arrêt de la circulation.

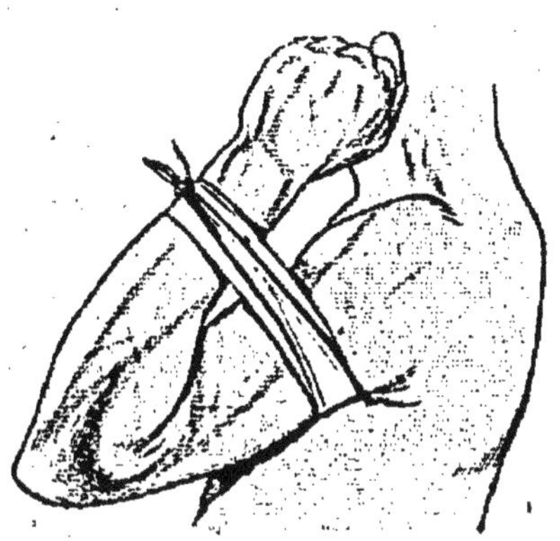

Fig. 110.

Il ne faut pas abandonner une hémorragie à elle-même quand elle est arrêtée, il faut la surveiller dans la crainte qu'elle ne se reproduise, soit par le glissement ou le relâchement du pansement ou de l'appareil employé, soit pour toute autre cause.

g) Par flexion des membres. — On peut arrêter le sang dans les hémorragies de la main et de l'avant-bras (artères radiales et cubitales) par la flexion de l'avant-bras sur le bras liés ensemble par une bande ou un mouchoir (fig. 110).

L'artère humérale étant pliée au coude, le sang s'arrête.

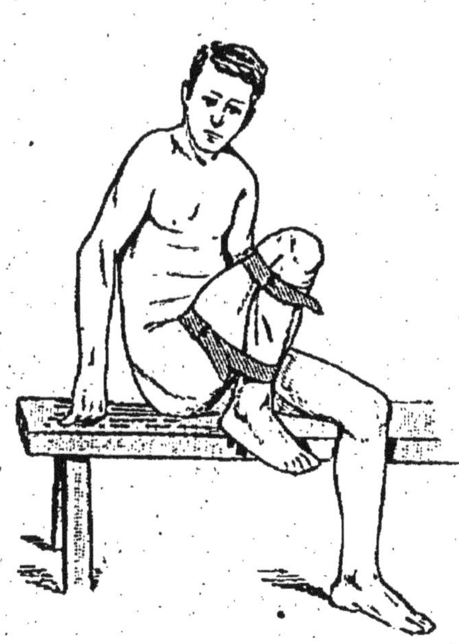

Fig 111.

Dans les hémorragies de la jambe et du pied on fléchit la jambe en arrière et on la fixe à la cuisse par une bande élastique ou de toile (fig. 111).

h) Enfin on peut comprimer pour le bras l'artère humérale au quart supérieur en plaçant un objet dur entre le bras et le corps plus haut que la plaie (une bouteille, un morceau de bois) (fig. 112). Cet objet étant placé en travers, on serre fortement le bras au-dessous du morceau de bois, par un lien qui le fixe au corps ou par des tours de bande ; on *fléchit* et relève aussi l'avant-bras qu'on soutient par une écharpe.

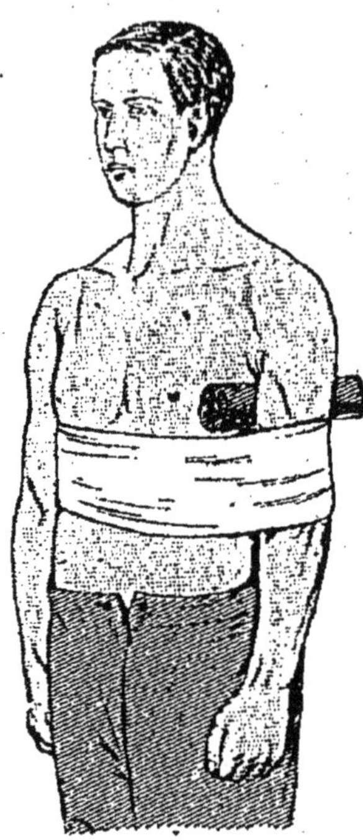

Fig. 112.

Artères craniennes superficielles, temporale et occipitale. — La boîte cranienne offre une résistance qui favorise la compression digitale de ces artères.

On peut aussi faire la compression indirecte avec un mouchoir auquel on a fait un nœud. On place ce nœud sur le trajet de l'artère et l'on noue solidement le mouchoir autour de la tête. On peut aussi placer sur l'artère un bouchon coupé en deux, un morceau de bois, un caillou *etc.*, roulés dans un linge et qu'on fixe solidement avec une bande ou un mouchoir.

Points de compression des principales artères.

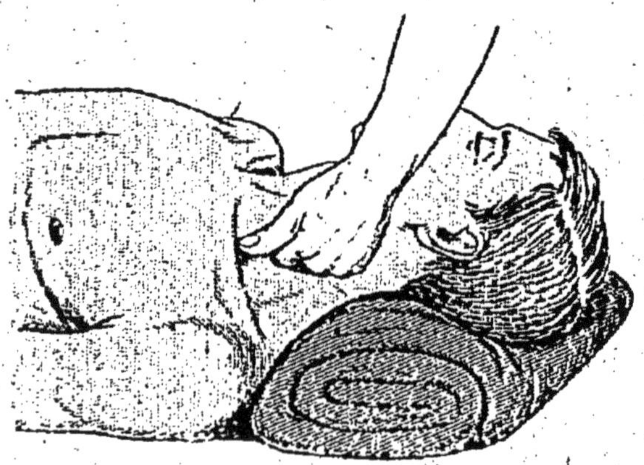

Fig. 113.

La *sous-clavière* se comprime sur la première côte en plaçant le pouce dans le creux situé au-dessus de la clavicule (fig. 113). On peut aussi rapprocher les coudes en arrière et les lier.

La *carotide* en plaçant le doigt sur le côté du larynx et

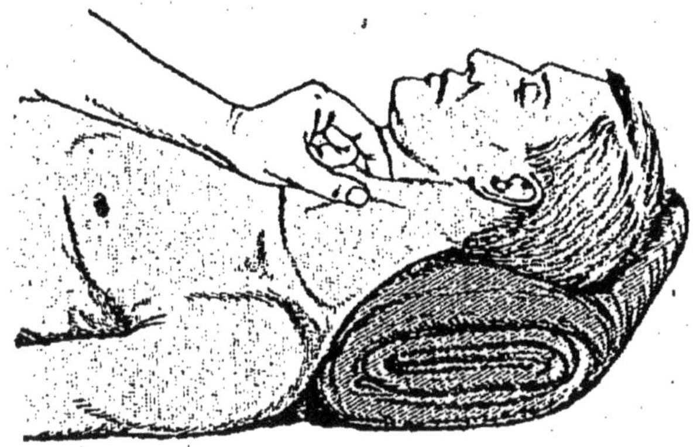

Fig. 114.

en appuyant d'avant en arrière sur la colonne vertébrale ou en pinçant toute la masse du muscle sterno-cléido-mastoïdien qui longe le larynx (fig. 114).

L'*axillaire* se comprime dans le creux de l'aisselle par un fort tamponnement maintenu par un bandage très serré passant dans l'aisselle et montant obliquement prendre son point d'appui à la base du cou du côté sain comme le bandage croisé du cou et de l'aisselle.

L'*humérale* a son point de compression situé à la partie

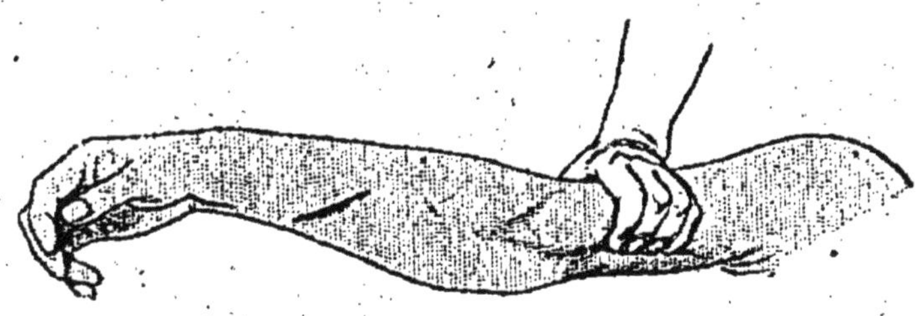

Fig. 115.

interne du biceps, les doigts bien placés peuvent la comprimer sur l'humérus qui est l'os du bras (fig. 115).

La compression de l'humérale arrête toutes les hémorragies du bras, de l'avant-baas, du poignet et de la main (arcades palmaires). La compression de la *radiale* et de la *cubitale* se fait au poignet en dedans et le long des os de l'avant-bras, le cubitus et le radius, en plaçant sur le trajet des artères, deux bouchons de liège entiers ou coupés en deux et maintenus par un bandage bien serré.

Le point de compression de l'artère de la cuisse (*artère fémorale*), se fait *près de l'aine* au milieu de la face interne

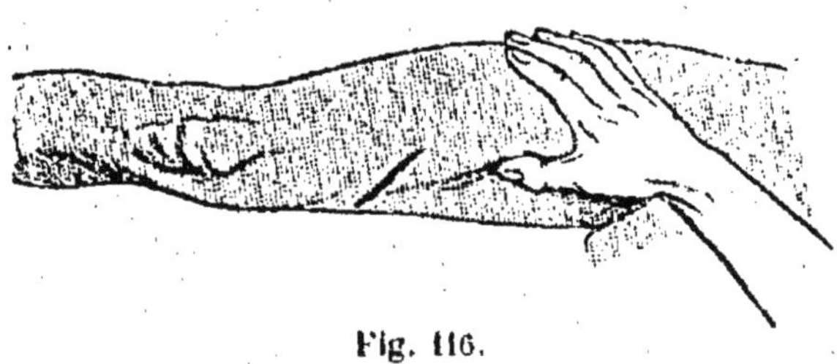

Fig. 116.

de la cuisse, elle arrête les hémorragies de toutes les artères du membre inférieur (fig. 116), qui à part la pédieuse sont situées profondément et par cela même difficiles à comprimer sur leur trajet.

Manière d'arrêter les hémorragies veineuses et capillaires.

Les hémorragies veineuses sont fréquentes aux jambes et sont dues souvent aux dilatations des veines de cette région nommées varices, qui crèvent, ou aux ulcères variqueux qui saignent abondamment. Le sang veineux venant des extrémités au cœur, on arrête facilement ces hémorragies en comprimant le membre par une bande circulaire *placée entre le pied et la plaie* et en faisant sur la plaie bien nettoyée un pansement aseptique bien serré.

Les hémorragies capillaires donnent un sang artériel et veineux mélangé, ce sont les hémorragies que donnent les coupures ; il suffit pour les arrêter de faire un lavage à l'eau très froide ou à l'eau très chaude, dans laquelle on peut mettre de l'alun, du sel, du jus de citron, mais pas de pechlorure de fer; ne pas employer l'amadou et encore moins les toiles d'araignée, pour ne pas infecter la plaie. On peut faire ensuite un bandage *compressif, bien serré* qui arrêtera l'hémorragie.

Dans les hémorragies de moyenne intensité, l'élévation des membres blessés aide beaucoup pour l'arrêt de l'écoulement du sang. La main tenue élevée devient blanche ; si on la laisse pendre elle devient rouge et le sang coule plus abondamment.

Hématémèse. Hémoptysie.

La rupture des vaisseaux de l'estomac peut donner lieu à une hémorragie nommée *hématémèse*, celle des vaisseaux du poumon se nomme hémoptysie. Elles se manifestent par des vomissements ou des crachements de sang, qui est noir quand il vient de l'estomac par l'action du suc gastrique et rouge et vermeil quand il vient du poumon.

Soins immédiats. — Asseoir le malade la tête haute, lui recommandant le silence, le rassurer (ces hémorragies sont rarement mortelles), lui faire sucer de petits bouts de glace, du jus de citron en attendant le médecin.

Épistaxis (saignement de nez).

L'hémorragie des fosses nasales est fréquente et peut quelquefois être très abondante.

Soins immédiats. — Asseoir le malade, lui faire tenir la tête droite très peu penchée en avant. Desserrer tout ce qui comprime le cou, la poitrine, la taille, faire lever en l'air le bras situé du côté de la narine qui saigne, faire des affusions et application d'eau froide sur la tête, la face et la nuque, pincer les narines sur la cloison médiane pendant dix minutes. Si ces petits moyens ne suffisent pas, introduire dans la narine un tampon d'ouate ou de linge fin imbibé de jus de citron ou saupoudré d'alun pulvérisé ou d'antipyrine qu'on laisse à demeure. Si l'hémorragie persiste, appeler le médecin qui fera une injection d'ergotine, d'adrénaline ou le tamponnement des fosses nasales avec une sonde.

Ne pas coucher le malade sur le dos, parce que le sang coulerait dans la gorge et serait avalé, ce qui pourrait faire croire à l'arrêt de l'hémorragie.

OS DU SQUELETTE

Le squelette ou charpente osseuse du corps se compose d'os au nombre de 200 environ.

On les divise en os longs et os plats.

Les os principaux sont :

Crâne. — Frontal, occipital, 2 pariétaux, 2 temporaux à l'extérieur ; sphénoïde, ethmoïde à l'intérieur, formant la boîte du crâne contenant le cerveau et le cervelet.

Face. — Maxillaire supérieur, palatins, malaires, os de la pommette, os propres du nez, maxillaire inférieur, vomer, unguis, cornet inférieur où se trouvent placés les organes des sens, du goût, de la vue, de l'ouïe et de l'odorat.

Colonne vertébrale (33 vertèbres), 7 cervicales, la première se nomme atlas, la deuxième axis, 12 thoraciques, 5 lombaires, 5 sacrées formant le sacrum, 4 formant le coccyx.

Thorax. — Vertèbres thoraciques (12 côtes, 7 vraies, 5 fausses côtes), sternum, clavicules, omoplates.

Renferme le cœur, l'aorte et les poumons.

Membre supérieur. — *Bras*, humérus, *avant-bras*, radius et cubitus, *poignet*, os du carpe, *main*, os du métacarpe, *doigts*, phalanges.

Bassin, *os iliaques*, renfermant une partie du petit et du gros intestin, la vessie, l'utérus.

Membre inférieur. — *Cuisse*, fémur, *genou*, rotule, *jambe*, tibia et péroné, *cou-de-pied*, os du tarse, *pied*, métatarse, orteils.

Les os servent aussi à supporter les organes internes. Ils servent de points d'attache aux muscles, ou chair, et à leurs tendons, qui, en se contractant, les font se mouvoir sous l'influence de la volonté. Ils sont souvent, à la suite d'acci-

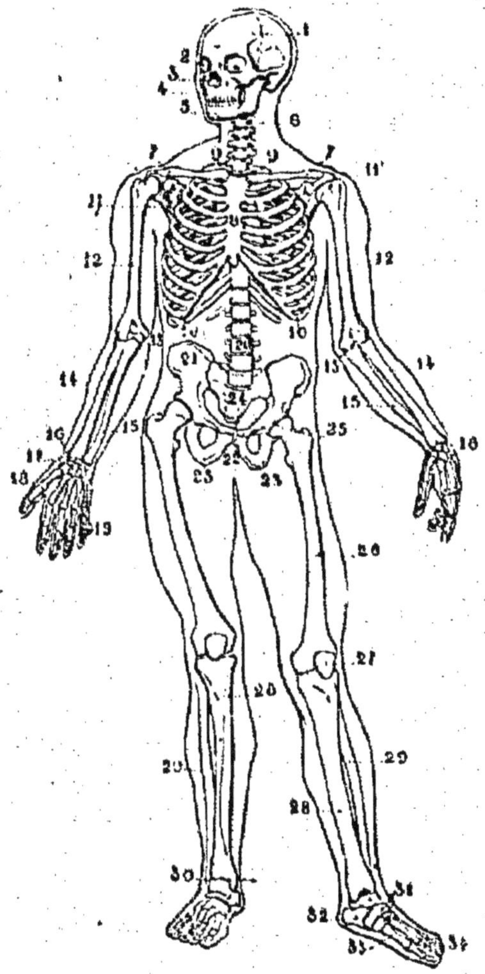

Fig. 117. — *Squelette - Os.*

1. Frontal et pariétal. — 2. Orbite. — 3. Os malaire, os propres du nez. — 4. Maxillaire supérieur. — 5. Maxillaire inférieur. — 6. Vertèbres cervicales. — 7. Clavicules. — 8. Sternum. — 9. 1res côtes. — 10. Fausses côtes. — 11. Omoplates. — 12. Humérus. — 13. Trochlée humérale, articulations du coude. — 14. Radius. — 15. Cubitus. — 16. Articulation radio-carpienne. — 17. Os du carpe. — 18. Os du métacarpe. — 19. Phalanges. — 20. Vertèbres lombaires. — 21. Os iliaque. — 22. Pubis. — 23. Ischion. — 24. Sacrum. — 25. Articulation coxo-fémorale. — 26. Fémur — 27. Rotule. — 28. Tibia. — 29. Péroné. — 30. Articulation tibio-tarsienne. — 31. Astragale et os du tarse. — 32. Calcaneum. — 33. Os du métatarse. — 34. Phalanges.

dents, brisés ou écrasés, c'est ce qu'on nomme *fractures* ;

désunis ou séparés, c'est ce qui s'appelle *entorses* ou *luxations*.

ARTICULATIONS

Les os sont solidement reliés entre eux par des ligaments, des tendons, des muscles, des aponévroses, formant ainsi les articulations grâce auxquelles le corps peut se mouvoir.

Les principales articulations sont celles :

De la mâchoire inférieure ou *temporo-maxillaire*, composée des maxillaires inférieurs et du temporal ;

Du cou et de la colonne vertébrale, formées par les trente-trois vertèbres ;

De l'épaule, formée par l'omoplate ou os scapulum, la tête de l'humérus, d'où son nom de *scapulo-humérale;* elle réunit le bras au tronc ;

Du coude, formée par l'humérus, le cubitus et le radius ; elle réunit l'avant-bras au bras ;

Du poignet ou carpe, qu'elle réunit *aux métacarpes* ;

Des doigts et de leurs phalanges entre elles ;

De la hanche ou *coxo-fémorale*, formée de l'os coxal ou iliaque et de la tête du fémur ; elle réunit la cuisse au bassin ;

Du genou, formée par le fémur, le tibia et le péroné, qui réunit la jambe à la cuisse ;

Du cou-de-pied ou *tibio-tarsienne*, formée du tibia, du péroné et d'un os du tarse, l'astragale ;

Du métatarse et des orteils.

Des orteils et de leurs phalanges entre elles.

Les articulations sont souvent atteintes de contusions, d'entorses ou de luxations.

TRAUMATISMES DES MEMBRES

ENTORSES. LUXATIONS, FRACTURES

Les signes communs à ces trois lésions sont :

La douleur, l'impuissance du membre, sa déformation, son gonflement, une mobilité anormale et la crépitation ou craquement des fragments osseux spécial aux fractures.

Les entorses *ou foulures, articulations ou jointures forcées* sont simples ou compliquées.

Soins immédiats. — Compresses d'eau froide. Bains locaux froids. Bandage compressif. *Massage.*

Les luxations *ou jointures démises* sont complètes ou incomplètes.

Soins immédiats. — Immobiliser le membre.

Ne jamais chercher à réduire la luxation ni l'entorse.

Les fractures *ou os brisés* sont uniques ou multiples, complètes ou incomplètes, simples ou compliquées par une plaie ou une hémorragie; on les dit alors fermées ou ouvertes.

S'il y a plaie et hémorragie, arrêter de suite l'hémorragie, panser ensuite la plaie par un pansement propre, puis faire *l'immobilisation du membre blessé* avant le transport.

Règle générale : avant de transporter le blessé, immobiliser toujours le membre lésé, quelle que soit la lésion. On évite d'abord de la douleur au patient, on évite aussi de lui faire subir des mouvements qui, dans les cas de fractures, pourraient les transformer d'incomplètes en complètes et de simples en compliquées en faisant sortir les fragments des os à travers la peau (tibia), occasionnant ainsi des déchirures dans les tissus, formant des plaies et donnant lieu à des hémorragies.

C'est pour les mêmes raisons qu'il ne faut jamais faire d'efforts pour redresser un membre fracturé qui résiste. (Le chirurgien seul, au moment de placer l'appareil définitif, doit faire la réduction et la coaptation des fragments osseux.) C'est pour cela encore, quand on relève quelqu'un qui vient de tomber, qu'il faut être très prudent avant de le faire marcher, et surtout ne pas lui dire de faire des mouvements violents et de frapper la terre du pied.

Le brancardier, dans le premier pansement d'une plaie quelconque, mais surtout d'une plaie accompagnant une fracture, doit observer une propreté rigoureuse, car la guérison dépend de la non-infection de ce premier pansement, il aura présent à l'esprit les préceptes *d'asepsie et d'antisepsie* décrits au chapitre Plaies.

Il devra manier avec prudence et douceur le membre fracturé, et quand il le placera dans une gouttière garnie à l'avance d'ouate ou de toute autre matière, ou le soulèvera pour appliquer l'appareil improvisé, il soulèvera et soutiendra les deux parties de ce membre avec ensemble et sans leur imprimer de mouvements en plaçant ses mains de chaque côté de la fracture, l'une près de la fracture entre elle et la racine du membre, l'autre au milieu de la partie inférieure du membre brisé afin de l'empêcher de faire la bascule ; il évitera ainsi les déchirures des parties internes (muscles, veines, artères, nerfs, etc.), par les extrémités des fragments osseux, et aussi quelquefois de rendre complète une fracture incomplète, ou compliquée, une fracture simple. Ex. le tibia dont un des fragments pourrait sortir à travers la peau.

Si le membre brisé est déformé, il faut essayer de le redresser avant de l'immobiliser, en exerçant une traction lente et progressive dans la longueur du membre, afin de fatiguer les muscles qui se sont contractés et maintiennent la déformation. Pour cela, un brancardier saisit à deux mains la jambe cassée au-dessous du genou, la maintient et tire doucement vers la cuisse, pendant qu'un autre brancardier saisissant le pied d'une main et de l'autre la jambe au-dessus du cou-de-pied, tire en sens inverse lentement, sans secousses, aussi doucement que possible.

Si la déformation résiste trop, ne pas insister et immobiliser le membre du mieux qu'il sera possible. Le chirurgien fera la réduction sous le chloroforme comme pour les luxations.

DIVERS MODES D'IMMOBILISATION AVANT LE TRANSPORT DES BLESSÉS

1° Le membre supérieur dans les entorses, les luxations, et dans les fractures de la clavicule, de l'épaule, du bras, du coude, de l'avant-bras, de la main, s'immobilise par des

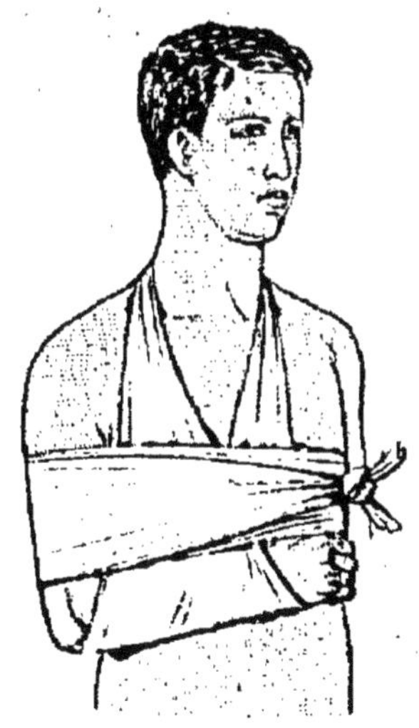

Fig. 118.

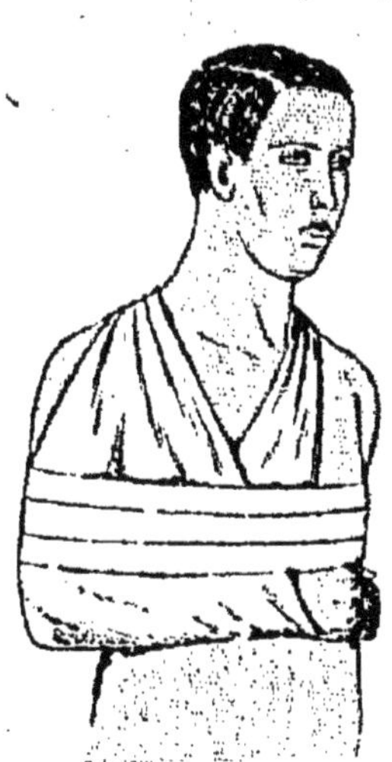

Fig. 119.

écharpes, foulard, bandes, liens, avec lesquels on fixe le bras au corps par un bandage circulaire, l'avant-bras étant soutenu par une écharpe moyenne.

2° On peut aussi, chez un militaire, soutenir l'avant-bras et le bras en relevant le pan de la capote ou de la tunique du côté blessé, ou le pan de la redingote ou du veston chez un civil; on le fixe soit à un bouton de l'épaule pour la capote, soit par des épingles sur le plastron (fig. 120).

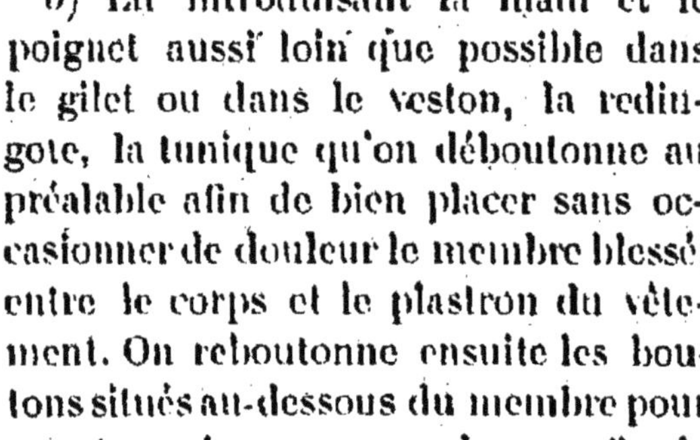
Fig. 120.

La main et le poignet s'immobilisent :

a) Par un mouchoir plié en deux comme une *petite écharpe* épinglée sur le vêtement (voir bandages fig. 48) ou par deux mouchoirs dont l'un enveloppe l'avant-bras comme une écharpe moyenne et dont les sommets se rattachent au deuxième mouchoir, qui est noué autour du cou ;

b) En introduisant la main et le poignet aussi loin que possible dans le gilet ou dans le veston, la redingote, la tunique qu'on déboutonne au préalable afin de bien placer sans occasionner de douleur le membre blessé, entre le corps et le plastron du vêtement. On reboutonne ensuite les boutons situés au-dessous du membre pour le soutenir et si l'on peut, quelques-uns au-dessus afin de bien l'immobiliser.

c) Quand *la main et les doigts* sont blessés, écrasés ou

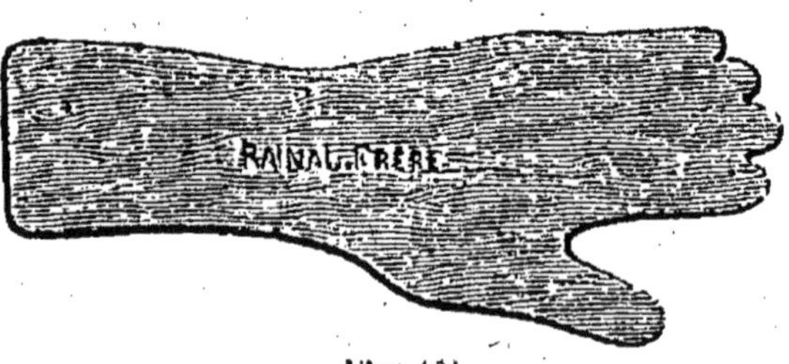
Fig. 121.

brûlés, on fait d'abord le pansement en séparant les doigts les uns des autres, puis on place la main sur une planchette ou sur une attelle palmaire pleine nommée palette (fig. 121) ou sur une attelle palmaire digitée (fig. 122). On l'immobilise ensuite en mettant sur le dos de la main et sur l'avant-bras une attelle garnie de linge, d'ouate ou d'étoupe, et l'on fixe le tout par des tours de bande circulaires (fig. 123).

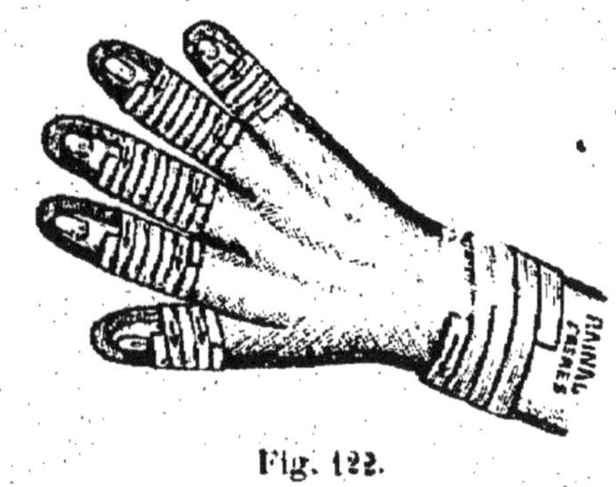

Fig. 122.

On peut aussi placer la main dans une gouttière en fil de fer galvanisé (fig. 124) garnie de ouate ou de linge.

Quand un doigt seul est fracturé, on le place entre deux petites attelles digitales

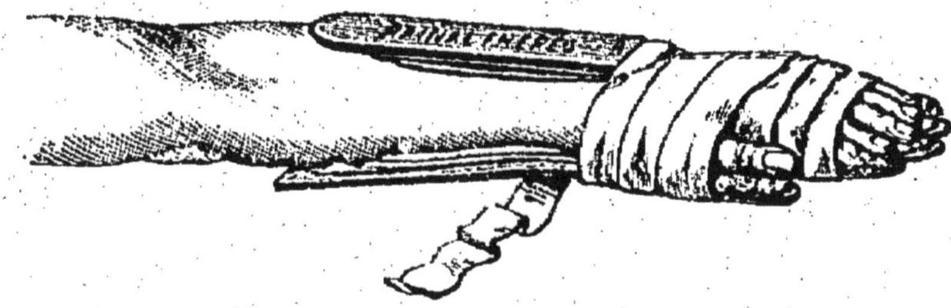

Fig. 123.

garnies de linge ou d'ouate fixées par une bande étroite formant le spiral d'un doigt (fig. 125).

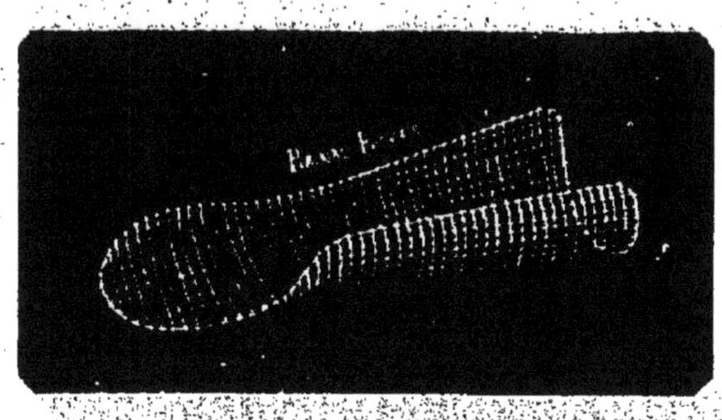

Fig. 124.

3° Pour les lésions du membre supérieur, bras et avant-bras, du membre inférieur, jambe et cuisse, on peut les immobiliser en les plaçant dans *des gouttières* spéciales en fil de fer galvanisé, qui se trouvent dans les ambulances et les postes de secours; on les garnit d'abord d'ouate, de linge, d'étoupe ou de foin, etc., puis on fixe le tout par des

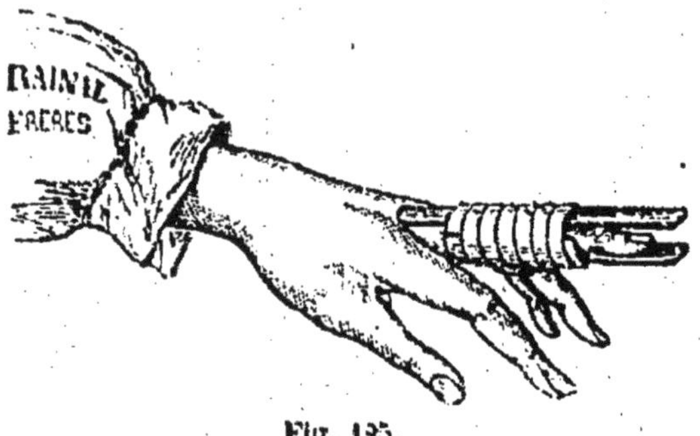

Fig. 125.

liens, des mouchoirs, des serviettes ou des tours de bandes circulaires (fig. 126 et 127).

Quand le pied est atteint, on l'immobilise sur l'attelle

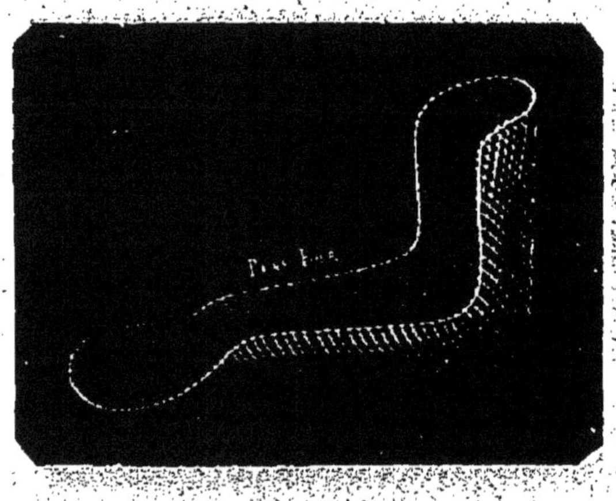

Fig. 126.

plantaire nommée *semelle* (fig. 128), après pansement comme pour la main.

Les fractures des côtes s'immobilisent et se traitent par un bandage de corps bien serré fait avec une nappe, des serviettes, une ceinture de flanelle, une bande de diachylon, etc.

Les fractures des os du crâne et de la base du crâne s'im-

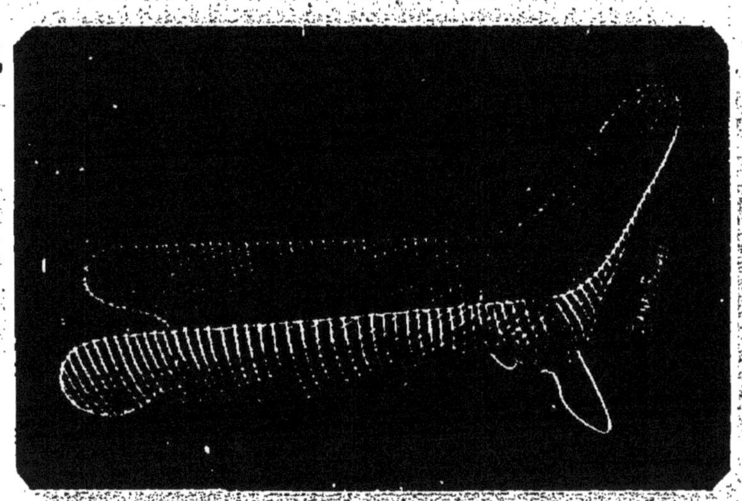

Fig. 127.

mobilisent après le pansement des plaies qui peuvent exister, par un croisé de la tête et de la nuque, quelquefois elles s'accompagnent d'écoulement de sang par le nez et les oreilles.

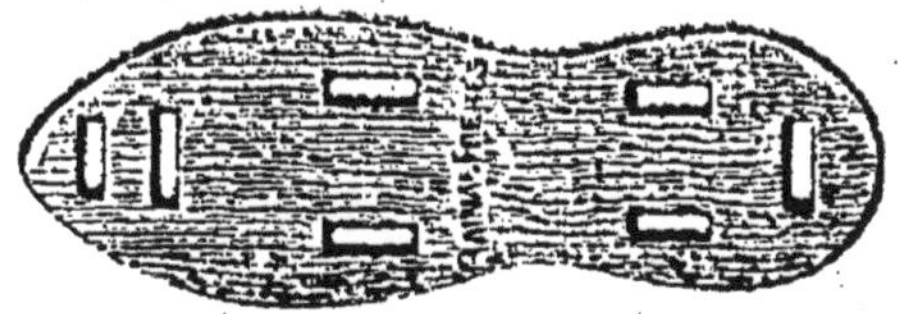

Fig. 128.

La fracture ou la luxation du maxillaire inférieur s'immobilise par une fronde du menton ou par deux mouchoirs (Voir le *Manuel des Bandages* (fig. 25 et 26).

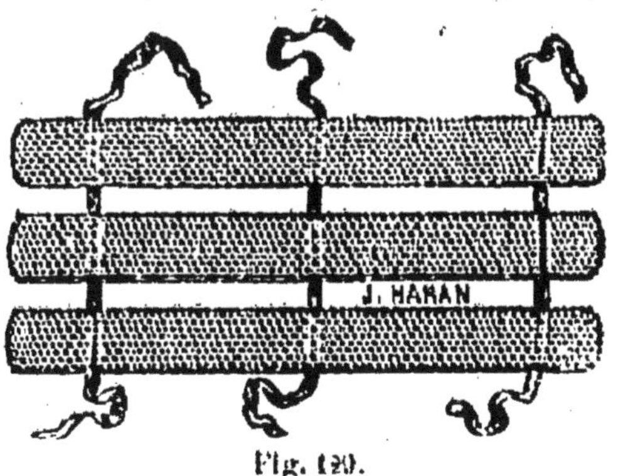

Fig. 129.

On peut aussi se servir des attelles conjugées. Ce sont trois attelles de fil de fer ou en bois liées entre elles par des rubans de fil, du cordonnet ou des cordes et dont on entoure le membre brisé garni de linge ou d'ouate, au préalable (fig. 129 et 130).

Mais l'appareil type pour l'immobilisation des membres

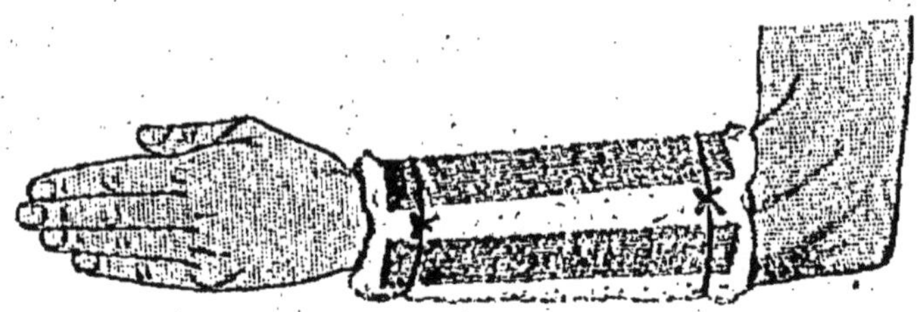

Fig. 130.

supérieurs bras, et avant-bras et surtout inférieurs, cuisse et jambes, c'est l'appareil de Scultet.

APPAREIL DE SCULTET

L'appareil de Scultet peut être considéré comme le modèle des appareils à fractures, surtout pour la jambe et la cuisse. Il se compose d'une pièce de linge nommée drap fanon, de trois coussins, de trois attelles, de quinze bandelettes, de trois compresses et de trois ou quatre liens ou lacs destinés à lier le tout, une fois l'appareil placé.

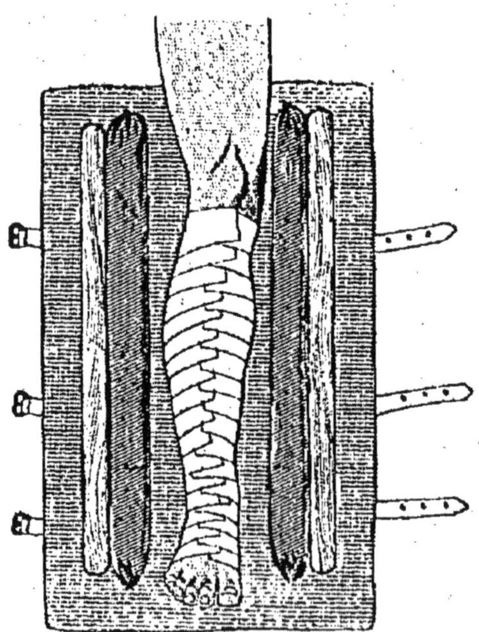

Fig. 131.

Les attelles sont des lames flexibles ou résistantes destinées à maintenir le membre dans la rectitude.

Elles sont en bois, en zinc, en fil de fer, en fer-blanc, en cuir, en gutta-percha, en carton épais qui, mouillé se moule sur le membre et garde la forme en séchant. Leur longueur est celle du membre et leur largeur de 0 m. 03 à 0 m. 06.

Le drap-fanon est une pièce de linge assez large pour faire deux fois le tour du membre et un peu plus longue que les attelles qu'elle est appelée à maintenir.

Les coussins sont, les uns destinés à supporter le membre et doivent être larges, épais, remplis de crin ou de balle d'avoine. Les autres entrent dans la composition de l'appareil et sont destinés à être placés entre les attelles et le membre. Ces derniers, au nombre de trois, sont d'une longueur en rapport avec celle du membre et doivent être demi-pleins de balle d'avoine, afin de se mouler exactement sur la forme de la région. (0,55 de long sur 0,15 de large).

Les liens seront des rubans de fil, assujettis par une rosette, ou mieux munis d'une boucle qui permet de serrer à volonté sans qu'il se produise de relâchement.

Les compresses ont comme dimensions 0,60 de long sur 0,15 de large et les bandelettes de toile doivent avoir 0 m. 60 de long sur 0 m. 06 de large. Pour préparer l'appareil de Scultet, on dispose sur une table :

1° A égale distance les uns des autres, trois à cinq rubans de fil, assez longs pour être noués par-dessus l'appareil, ou des lacs munis de boucles.

2° Le drap-fanon, transversalement par-dessus.

3° Des bandelettes séparées, larges de deux à trois travers de doigt et assez longues pour faire une fois et demie le tour du membre. On les applique transversalement imbriquées les unes sur les autres, de telle sorte que les plus inférieures recouvrent les supérieures dans la moitié de leur étendue.

4° Sur les bandelettes, on dispose au niveau de la fracture trois ou quatre compresses longuettes de la même longueur que les bandelettes et imbriquées comme elle dans le même sens.

5° Des attelles : deux attelles latérales dépassant un peu la longueur du segment du membre fracturé (plus longues que le membre inférieur tout entier pour les fractures de cuisse), une troisième attelle antérieure moins longue.

Tout étant ainsi disposé, on place les deux attelles sur les côtés du drap-fanon et les extrémités des bandelettes ; à côtés des attelles, on met les coussins correspondants, puis on roule le drap et les bandelettes autour des attelles et des coussins, et l'on fixe le tout en serrant les courroies. L'appareil est ainsi prêt à être appliqué.

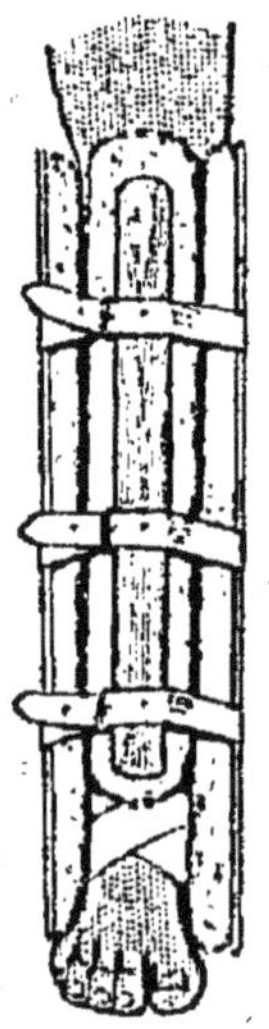
Fig. 132.

Pour éviter toute erreur, on devra faire une marque pour reconnaître quelle est l'extrémité inférieure de l'appareil.

La longueur doit être de 0 m. 60 pour une fracture de jambe et 1 mètre pour une fracture de cuisse.

Avant de placer l'appareil sur le membre blessé, il faut faire la réduction de la fracture.

La réduction étant opérée, l'appareil de Scultet déployé auprès du malade est glissé au-dessous du membre ; ce membre, maintenu par les aides à ses deux extrémités, est déposé sur l'appareil. On mouille légèrement les bandelettes et les compresses avec de l'eau alcoolisée ; le chirurgien placé d'un côté de la fracture, et l'aide, du côté opposé, saisissent les deux extrémités de la compresse ou de la bandelette la plus inférieure. Le premier enroule cette compresse ou cette bandelette obliquement autour du membre, en tirant légèrement, puis prend l'autre extrémité des mains de son aide pour la croiser de l'autre côté. Il faut avoir bien soin, en repliant les extrémités sous le membre, de ne pas faire de faux plis.

Toutes les bandelettes et les compresses étant mises en place, les attelles sont enroulées dans les bords du drap-fanon, parallèlement au membre, autant de fois qu'il est nécessaire pour qu'en se rapprochant de ce membre elles laissent un espace juste suffisant pour glisser les coussins en les foulant un peu. Un autre coussin et une attelle étant placés sur la partie antérieure du membre, on serre les courroies en assurant la constriction nécessaire. Le pied est maintenu par une compresse posée en étrier et fixée par une épingle aux deux extrémités du drap-fanon, qui recouvre les attelles. Enfin, des coussins sont disposés au-dessous de l'appareil, pour maintenir le membre dans l'immobilité et maintenir aussi le talon dans le vide, pour éviter au blessé la douleur de la compression prolongée.

APPAREILS DE FRACTURE IMPROVISÉS

Ordinairement les accidents se produisent dans la rue, dans l'atelier, à la campagne, où le brancardier n'a pas tout prêt sous la main les appareils dont nous venons de parler. Il faut donc qu'il trouve sur place les matériaux qui lui permettront d'improviser un appareil d'immobilisation. Dans ce cas d'urgence, l'appareil de Scultet est l'appareil type, mais on ne doit lui emprunter que les éléments indispensables :

Le drap-fanon,
Les trois attelles;
Les trois coussins;
Les trois liens;

Pas n'est besoin de s'occuper ici des bandelettes ni des compresses qui existent dans l'appareil complet et qui doit servir d'appareil définitif.

Le drap-fanon se fait alors avec des rideaux ou n'importe quelle étoffe, avec du linge, serviettes ou nappes; des tabliers chemises, jupons, paletot, journaux. La couverture de campement des soldats qui peut servir à la fois par son épaisseur de drap-fanon et de coussins, étant roulée de chaque côté.

Les attelles se font avec des cannes, des parapluies, des ombrelles, bâtons; manches à balais, lattes, planchettes, carton, couvertures de livres ou d'agenda, branches d'arbres, fusils, baïonnette, sabres, piquets de tente, enroulés dans l'étoffe qui forme le drap-fanon.

Les coussins se font avec de l'ouate, de l'étoupe, de la laine, de la paille, du foin, enroulés dans une serviette ou un linge quelconque, du papier, des joncs, des paillons de bouteilles, des manches d'habit ou des bas remplis de son, de sable, de balles d'avoine, de laine ou formés par le drap-fanon roulé autour des attelles latérales quand l'étoffe est épaisse.

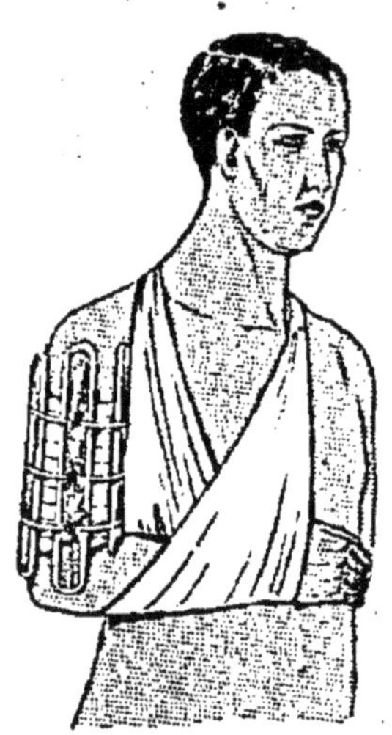

Fig. 133.

Les liens seront des mouchoirs, des serviettes, des foulards, des cordes, cordons, courroies, bretelles, ceintures, lacs, etc.

Grâce à ces données le brancardier pourra faire, pour les traumatismes des membres, des appareils semblables aux suivants :

Bras. Fracture de l'humérus. — Maintenir le bras par trois attelles dont l'une antérieure, qui va de l'aisselle au pli du coude, est plus courte que les autres. Ces attelles seront garnies de linge, d'ouate, de foin, de laine et fixées par des courroies ou des mouchoirs (fig. 133). On peut aussi fixer les attelles par des tours de bande (fig. 134). L'avant-bras doit être soutenu par une écharpe et le bras pourra être lié au corps pour obtenir une immobilité plus complète.

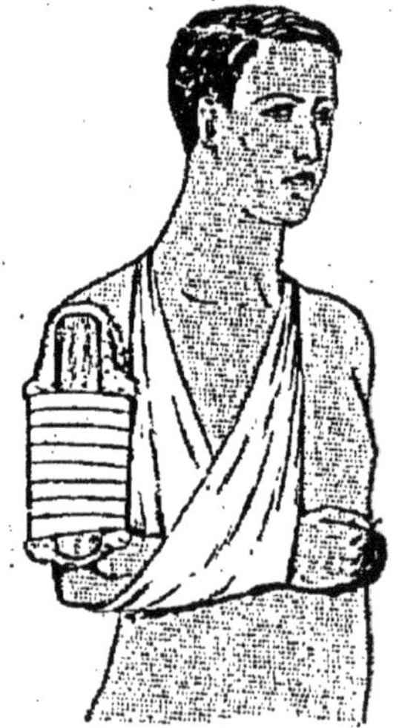

Fig. 134.

Avant-bras. Fracture des os cubitus et radius. — Agir de la même façon avec les mêmes matériaux de pansement en ayant soin toutefois de placer sur la partie interne de l'avant-bras une attelle qui aille jusqu'à la naissance des doigts et sur laquelle la paume de la main garnie de linge ou d'ouate sera appuyée. La main sera fixée par un lien ou un tour de bande, pour éviter les mouvements de ballottement de la main en tous sens. (fig. 135).

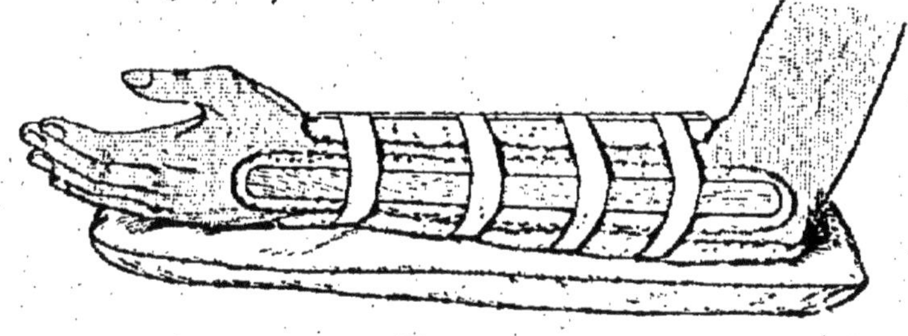

Fig. 135.

L'avant-bras ainsi maintenu sera soutenu et placé dans une grande écharpe.

Jambe. — La fracture d'un ou des deux os de la jambe (tibia ou péroné) est certainement la plus fréquente. C'est à

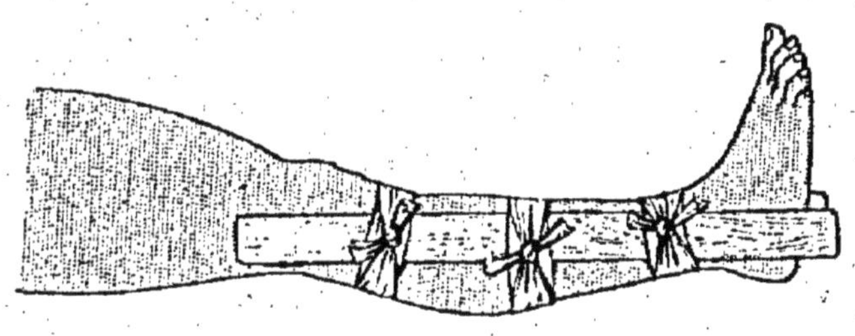

Fig. 136.

cette fracture, ainsi qu'à celle de la cuisse, que s'applique le mieux l'appareil de Scultet.

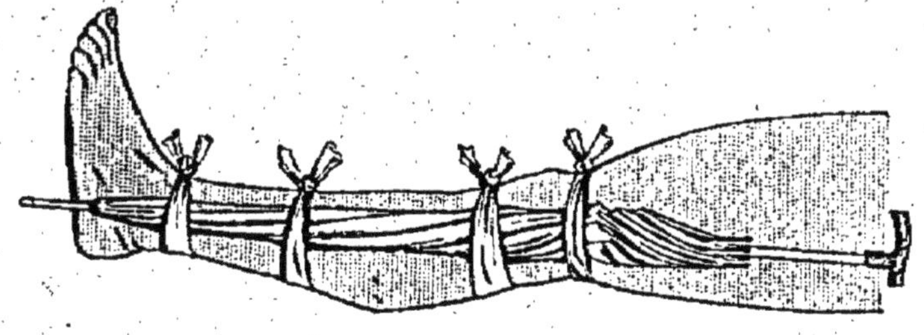

Fig. 137.

a) Le brancardier fera comme pour le bras et l'avant-bras, l prendra les matériaux de fortune (planchette, canne ou parapluie) qu'il trouvera parmi ceux énumérés plus haut, en ayant soin de bien fixer le pied entre les attelles et même par une bande croisée ou un mouchoir, une corde dont les bouts seront fixés à l'appareil par chacune de ses extrémités, l'une d'un côté, l'autre de l'autre (fig. 136 et 137).

b) Pour les soldats, la couverture de campement et les piquets de tente ou sabres peuvent faire un très bon appareil de fortune.

1° Dans un premier cas, la couverture étant roulée dans sa longueur, on en place le milieu sous la plante du pied de la jambe blessée et les deux extrémités sont ramenées de chaque côté de la jambe formant deux coussins sur lesquels on place comme attelles deux sabres baïonnettes ou deux piquets de tente et le tout est maintenu par trois ou quatre liens en fixant toujours le pied solidement par un lien croisé spécial, pour le maintenir dans la rectitude absolue, et empêcher le pied de ballotter à droite ou à gauche (fig. 138).

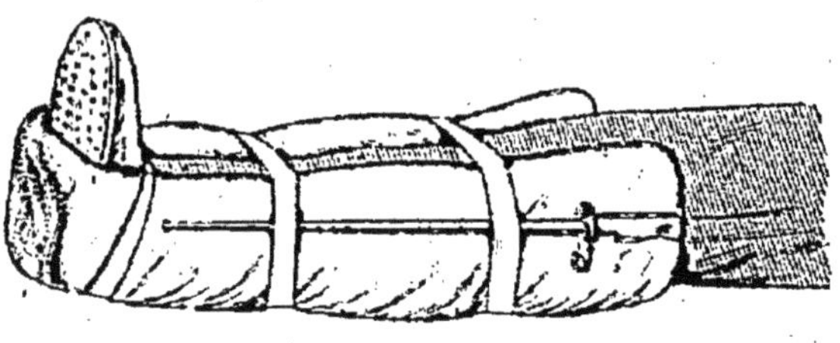

Fig. 138.

2° Dans une seconde manière, les piquets de tente sont roulés dans la couverture de chaque côté formant une gouttière dans laquelle la jambe est placée comme dans l'appareil de Scultet. La couverture ainsi roulée forme une épaisseur assez forte pour qu'on puisse se passer de coussin. Le tout est lié solidement par trois ou quatre liens et le pied fixé comme il est dit plus haut (fig. 139).

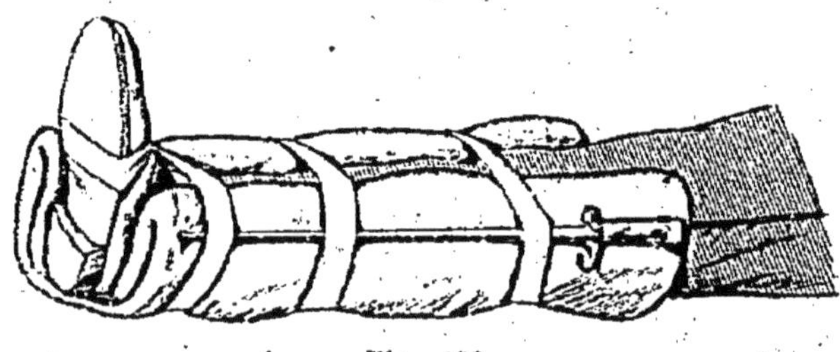

Fig. 139.

c) Si les matériaux de l'appareil de fortune manquaient,

le brancardier pourrait lier la jambe sur une planche garnie d'herbe, de paille, de foin, etc.

Cuisse. — Dans les fractures de l'os de la cuisse (fémur), l'attelle placée au côté externe doit être très longue et remonter jusqu'à la hanche ; le fusil de guerre peut très bien remplir cet office, le canon du fusil est placé au pied et la crosse à la hanche (fig. 140). L'attelle interne est plus courte et peut être formée d'un fourreau de sabre de cavalerie ou d'un piquet de

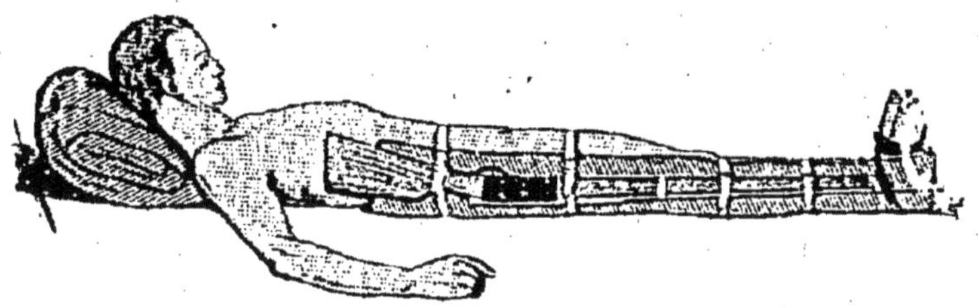

Fig. 140.

tente. Le tout est fixé par des liens comme pour la jambe.

Le brancardier ne doit pas oublier que la jambe ou la cuisse saines sont des attelles naturelles dont il doit se servir en les liant à la jambe ou à la cuisse fracturées ou blessées soit seules, soit avec l'appareil de fortune.

Il peut aussi les réunir toutes les deux, enveloppées dans un paletot, un manteau, un rideau, ou toute autre étoffe maintenus par des liens, afin de permettre un transport plus facile et sans douleur pour le blessé, en rendant impossibles les mouvements de rotation en dedans et en dehors du pied, de la jambe ou de la cuisse blessée.

Colonne vertébrale. Bassin. — Dans les fractures de ces régions il faut immobiliser le corps tout entier, après avoir transporté le blessé par quatre ou cinq brancardiers, avec beaucoup de soins et de précautions, surtout dans la fracture de la colonne vertébrale pour éviter que les fragments osseux des vertèbres ne viennent à comprimer ou à déchirer la moelle épinière. Le malade sera donc placé sur le brancard, sur une porte, un volet, une persienne, une table, une large planche, une échelle garnis de coussins ou de matelas, le corps lié à de grandes attelles, bâtons, planches étroites, fusils, etc., de manière à l'immobiliser aussi complètement que possible.

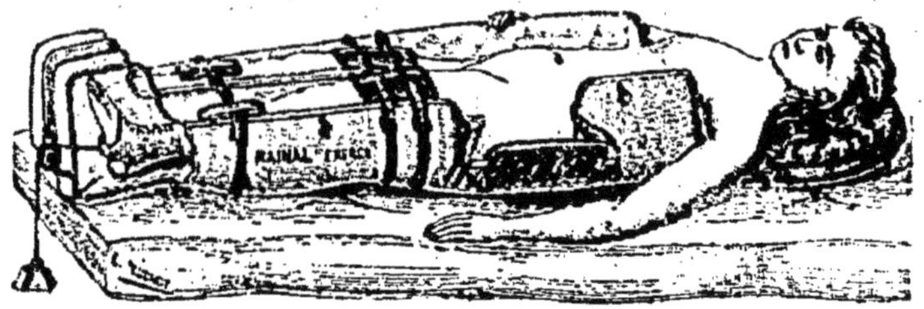

Fig. 141.

Dans les ambulances ou dans les hôpitaux, on place ces blessés dans la grande *gouttière double capitonnée de Bonnet* (fig. 141).

TABLEAU DES FRACTURES EN PARTICULIER SOINS IMMÉDIATS

Os du crâne	Bandage contentif, croisé de la tête, de la nuque.
Maxillaire inférieur . .	Fronde du menton.
Côtes.	Bandage du corps.
Clavicule, bras (humérus), avant-bras (cubitus, radius)	Immobilisation du membre supérieur par écharpes ou foulards, bandes, attelles et coussins.
Poignet (os du carpe), Main (métacarpes), Doigts (phalanges) . .	Immobilisation sur la planchette ou attelle digitée.
Colonne vertébrale, bassin	Immobilisation du corps entier sur un brancard, une table, un volet, une large planche ; à l'aide de grandes attelles ou fusils.
Cuisse (fémur), Jambe (tibia, péroné).	Immobilisation par appareil de Scultet ou improvisé.
Cou-de-pied, Malléoles et os du tarse, métatarses, doigts	Immobilisation par planchettes ou attelle plantaire.

N.-B. — Ne pas faire d'efforts pour redresser un membre fracturé qui résiste, le chirurgien seul doit faire la réduction et la coaptation des fragments osseux et la réduction des luxations et des entorses, qui souvent nécessitent l'emploi du chloroforme.

TROISIÈME PARTIE

RELÈVEMENT ET TRANSPORT DES BLESSÉS

SOINS A PRENDRE EN LES RELEVANT

Les brancardiers mettront toute leur douceur, toute leur adresse à relever les blessés, ils agiront sans précipitation, avec calme, sans mouvements brusques qui augmenteraient les douleurs ou aggraveraient les blessures. Ils les soulèveront et les transporteront lentement sans produire aucune secousse ou tiraillement et soutiendront les membres atteints, d'une façon ferme et souple à la fois et même il les immobiliseront avant le transport s'ils sont fracturés.

Ils doivent se placer d'abord très commodément, très solidement pour pouvoir résister à la fatigue le plus longtemps possible, et faire les différentes manœuvres avec ensemble en réglant bien leurs mouvements sur les commandements du chef brancardier, commandements qui peuvent se résumer par ces mots, toujours précédés du mot *attention* : *Enlevez*, *Debout*, *En avant*, *Marche*, *Halte*, *Posez*, *Envoyez;* suivant les cas.

MANIÈRE DE RELEVER LES BLESSÉS, DE LEUR AIDER A MARCHER ET DE LES PORTER A BRAS JUSQU'AU BRANCARD

I. — Conduite. Transport par un brancardier.

Le pansement du blessé étant terminé, il faut : soit lui aider à marcher s'il est blessé légèrement, soit le relever et le porter sur le brancard, ou le placer dans une voiture s'il est plus gravement atteint, ou sur le cacollet ou la brouette.

1° *Le blessé légèrement atteint peut marcher.*

a) Le brancardier lui offre le bras droit ou gauche sur lequel le blessé s'appuie (fig 142).

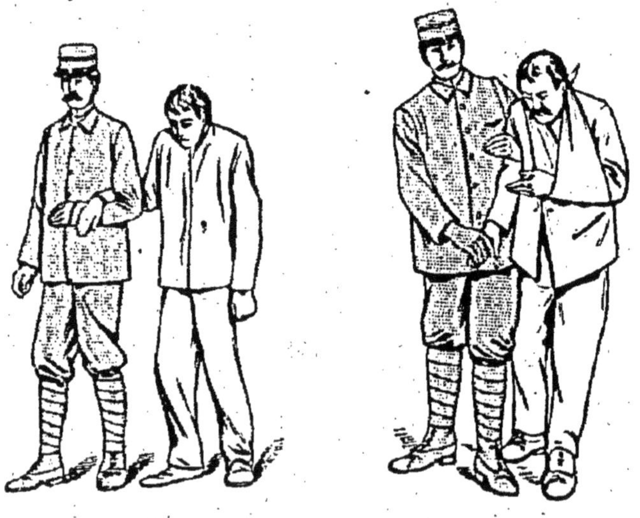

Fig. 142. Fig. 143.

b) Le brancardier de sa main droite prend la main ou le poignet droit du blessé, ou le bras au-dessus du coude, puis il place sa main gauche sous l'aisselle droite du blessé et lui aide à marcher en le soutenant (fig. 143).

Si le bras droit est blessé, le brancardier place sa main droite sous l'aisselle gauche et tient de sa main gauche la main ou le poignet gauche du blessé.

c) Le blessé passe un bras sur le cou du brancardier pendant que celui-ci, passant son bras autour de la taille du blessé, le soutient et le conduit vers l'ambulance, le brancard ou la voiture (fig. 144).

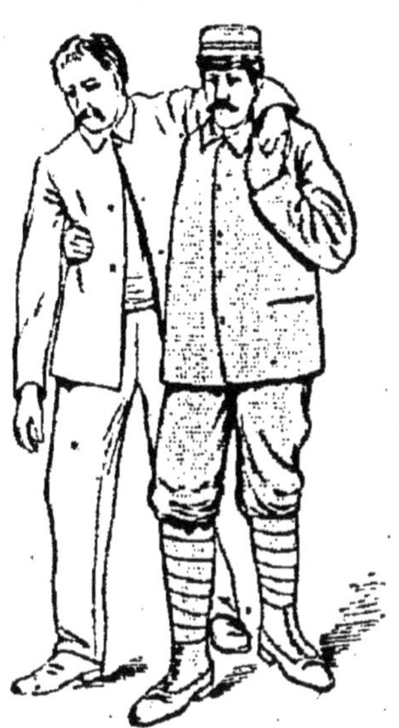

Fig. 144.

2° *Le blessé ne peut pas marcher.*

a) Le blessé peut alors monter *à califourchon* sur le dos du brancardier et lui passer les bras autour du cou pendant que le brancardier saisit solidement de chaque main une jambe du blessé placée de chaque côté. Pour faciliter la manœuvre, le brancardier peut se baisser en ployant les jarrets ou même se mettre à genou. Il s'appuie alors pour se relever sur un bâton, un fusil ou toût autre objet placé près de lui (fig. 145).

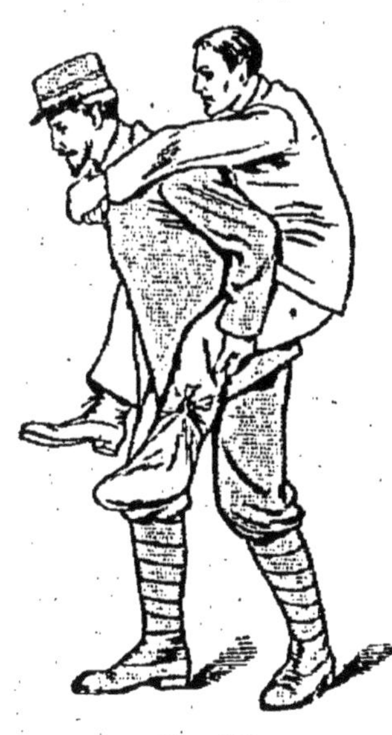

Fig. 145.

b) (*Transport dans les bras*). — Le blessé est couché à terre ou assis.

Le brancardier se place à la gauche du blessé, s'agenouille près de lui posant le genou gauche en terre et le genou droit relevé. Il saisit de la main droite le corps du blessé en travers du dos, glisse sa main gauche sous les cuisses et soulevant le blessé il le place en travers sur son genou droit; là il raffermit son étreinte et se relève par un nouvel effort. Si ses bras sont libres le blessé peut les placer autour du cou du brancardier et faciliter ainsi son transport (fig. 146).

c) *Transport dans les bras avec écharpe.* — Si le transport doit être effectué à une certaine distance, le brancardier

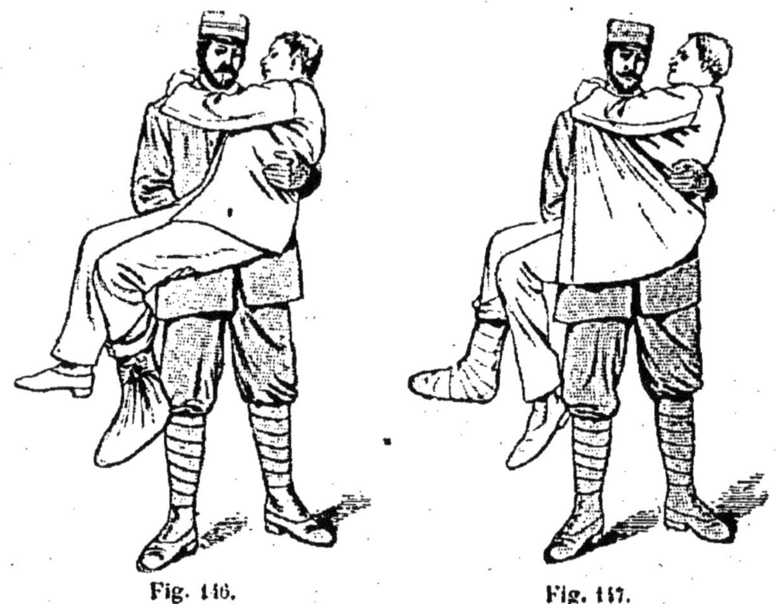

Fig. 146. Fig. 147.

peut le rendre plus facile en passant autour du corps du blessé une grande écharpe, un lien, une courroie ou la bretelle du brancard, qu'il noue et place ensuite en travers sur ses propres épaules ou sur son cou (fig. 147).

N. B. — Arrivé près du brancard (ou du lit d'ambulance), le brancardier met genou terre et y dépose doucement le blessé.

II. — Transport par deux brancardiers.

1° Le blessé bien que faible peut marcher.

a) Les brancardiers se placent de chaque côté du blessé qui, prenant leurs bras, s'appuie sur eux et tous se dirigent bras dessus bras dessous vers l'ambulance, la voiture ou le brancard en partant du pied droit. Voir la figure 142.

b) Si le blessé est un peu plus faible, les brancardiers se placent de chaque côté du blessé, mettent une de leurs mains sous ses aisselles, le brancardier de droite la main droite, le brancardier de gauche la main gauche et de leurs bras libres croisés dans son dos, le soutiennent et lui aident à marcher en partant tous du pied droit (fig. 148).

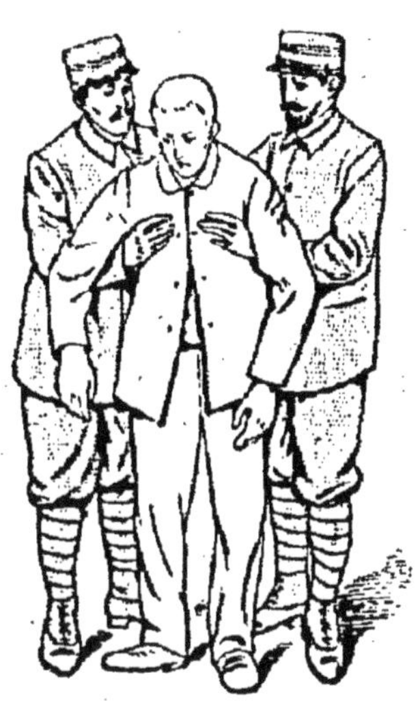
Fig. 148.

c) Ils peuvent aussi faire comme à la figure n° 143, en se mettant, de chaque côté.

d) Le blessé peut encore passer les bras sur le cou des brancardiers, qui du bras le plus rapproché du blessé le soutiennent par la taille; comme à la figure 144 un brancardier de chaque côté.

2° Le blessé ne pouvant pas marcher doit être transporté.

A. — *Dans la position assise.*

a) Les brancardiers se placent de chaque côté du blessé, mettent un genou en terre, le genou qui est le plus près de sa tête. Ils soulèvent alors le blessé ou le font asseoir sur le sol, puis ils passent leurs bras correspondant aux genoux placés à terre, derrière son dos, formant un dossier sur lequel il s'appuie; ils passent et entre-croisent leurs bras et leurs mains libres sous ses cuisses, lui font placer ses bras sur leurs épaules, en se courbant, et rassemblant leurs efforts au commandement de : *Attention, debout* ils enlèvent

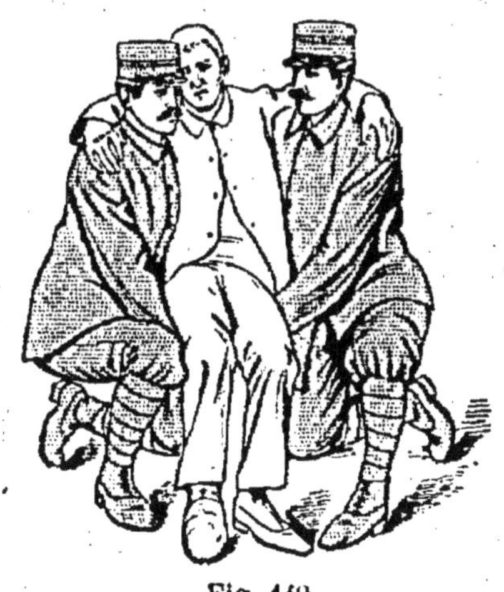
Fig. 149.

le blessé en le tenant dans la position assise. Au commandement de : *Marche*, ils marchent latéralement, celui de droite du pied droit, celui de gauche du pied gauche (fig. 149).

b) Les brancardiers peuvent aussi, dans le cas où le blessé peut s'aider de ses bras pour les passer autour de leur cou, former un siège avec leurs quatre mains réunies et enlacées de cette façon. Chacun d'eux saisit son poignet droit de la main gauche, puis de la main droite, il prend le poignet gauche de l'autre brancardier ou inversement (fig. 150).

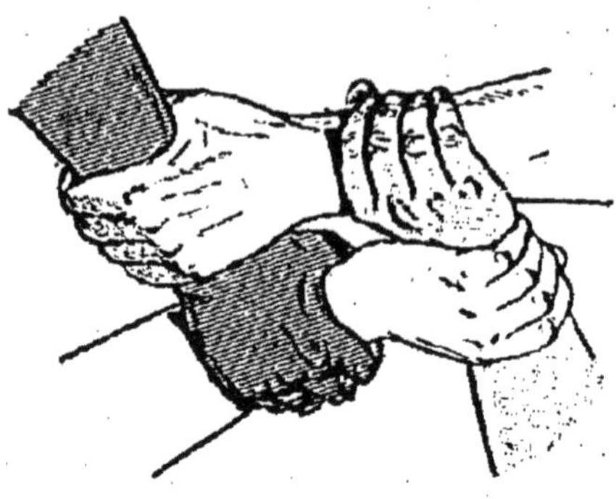

Fig. 150.

Ils se placent derrière le blessé, s'agenouillent ou se baissent; alors le blessé ayant passé ses bras sur les épaules des brancardiers, se soulève; ceux-ci glissent leurs poings ainsi

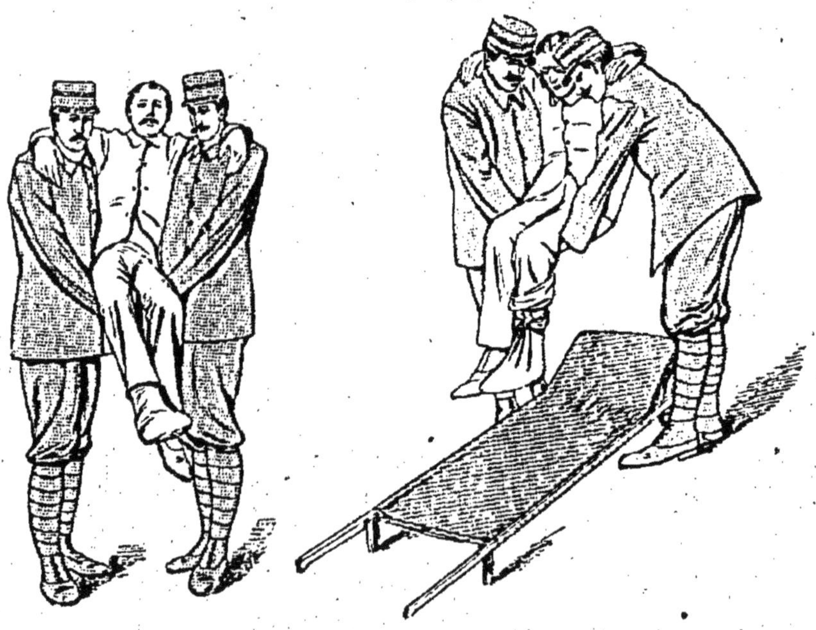

Fig. 151. Fig. 152.

réunis sous lui et au commandement de : *Attention, debout, marche*, ils emportent le blessé (fig. 151).

Dans ces deux cas *a* et *b*, lorsque les brancardiers sont arrivés près du brancard, ils passent de chaque côté de celui-ci en s'écartant un peu et au commandement de : *Halte, posez*, ils déposent doucement le blessé sur le brancard, en se baissant ou ployant un genou. Un troisième brancardier peut encore glisser le brancard sous le blessé entre les deux porteurs arrêtés (fig. 152).

Ce dernier moyen de transport *b* est moins fatigant que le précédent pour les brancardiers, mais si la course est longue il a un inconvénient, c'est que l'effort amène de la transpiration et que les mains mouillées de sueur glissent les unes sur les autres.

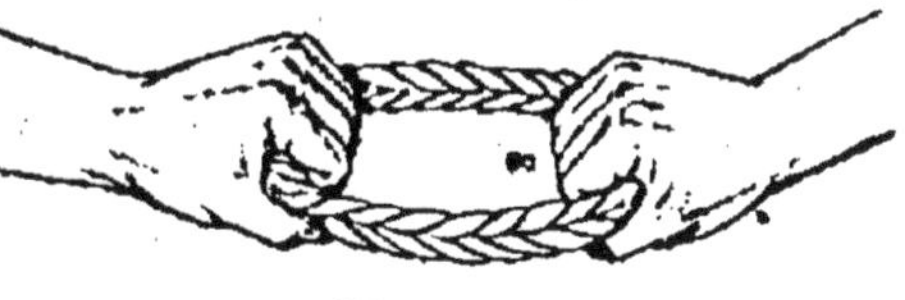

Fig. 153.

De plus, la marche latérale est fatigante et peu rapide.

c) On peut alors faire asseoir le blessé sur un rond de paille tressée (fig. 153) sur une serviette roulée, sur un bâton, une planchette, un sabre baïonnette ou autre, un fusil garnis d'étoffe, et que chaque brancardier tient par un côté ou une extrémité.

Le blessé passe ses bras autour de la taille ou les mains sur les épaules des brancardiers et ces derniers, avançant d'une marche droite et normale, fatiguent moins et peuvent faire beaucoup plus vite un plus long chemin.

Les brancardiers peuvent faire un dossier, en s'entourant la taille, à la hauteur des omoplates du blessé assis, avec une courroie, une bretelle de brancard, une ceinture de flanelle qui les enserrent tous les trois et sur lesquelles le blessé peut s'appuyer.

Dans les hôpitaux de l'Union des Femmes de France, les brancardiers trouveront des appareils pour transporter plus commodément les malades ou les blessés, ce sont :

1° *Le petit portoir* formé de deux bâtons avec poignée et d'une sangle résistante qui les relie. On glisse cet appareil sous le malade, ou il s'y asseoit de lui-même, les deux brancardiers placés de chaque côté saisissent les poignées et enlèvent le malade qui passe ses mains, soit autour du cou, soit sur les épaules, ou ses bras, autour de la taille des brancardiers.

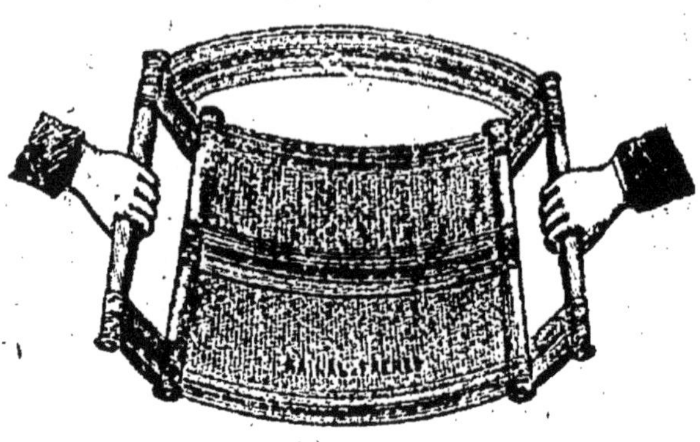

Fig. 154.

2° *Le portoir moyen* (fig. 154), plus grand que le premier et muni d'un dossier. La manœuvre est la même pour le transport. Il est moins facile à glisser sous le malade.

3° *Le portoir à bricoles*, à dossier est muni d'une tablette pour soutenir les pieds (fig. 155).

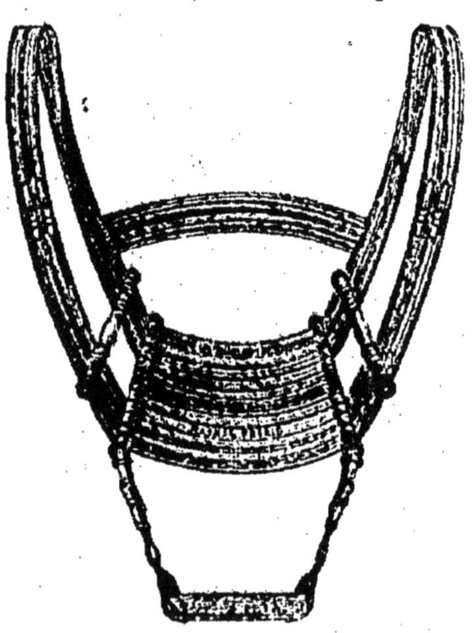

Fig. 155.

Il sert à transporter les malades dans un endroit éloigné, et ce transport est facilité par les bricoles que des brancardiers passent sur leurs épaules ; le malade, en outre, appuie ses pieds sur la tablette qui pend au-devant du siège et qu'on peut supprimer en débouclant les deux courroies. Le malade peut passer ses bras sur les épaules des brancardiers autour de leur cou ou de leur taille. Ces portoirs sont très utiles pour porter des malades ou des blessés à travers des portes ou des couloirs étroits et pour monter des escaliers étroits et en spirale ou tournants.

On peut aussi se servir de *fauteuils ou de chaises* que l'on penche en arrière, mais il faut s'assurer de leur solidité et ne pas prendre point d'appui sur les barreaux des chaises qui cassent facilement, mais saisir solidement le siège ou les montants d'avant et du dossier.

4° *La chaise longue brancard* (fig. 156). — Cette chaise

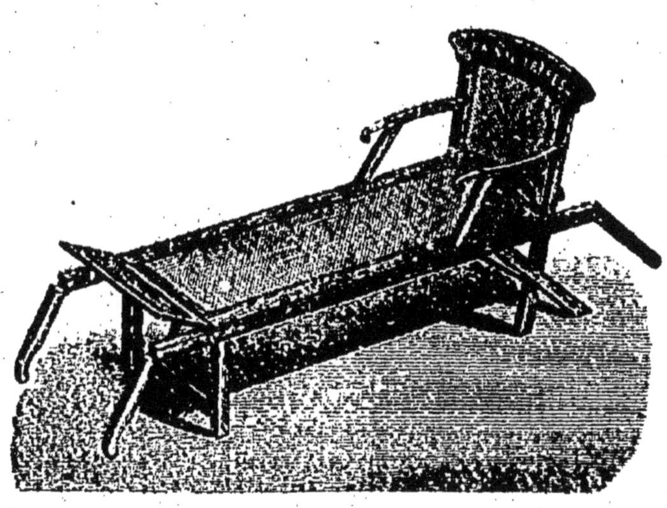

Fig. 156.

longue a l'avantage de se replier sur elle-même et de tenir très peu de place au repos. Elle peut servir de chaise longue et de brancard.

5° *Le fauteuil-brancard* (fig. 157). — Ce fauteuil est d'une grande utilité pour ne pas dire indispensable dans un hôpital.

Il permet de monter ou de descendre facilement un escalier même étroit et passe où le brancard ne peut être employé.

Le malade est bien assis, bien soutenu, il peut être calé par des oreillers, la tête relevée, attaché ou appuyé au dossier. Une fois plié, ce fauteuil tient très peu de place, 1 m. 20 de haut, 0 m. 55 de large et 0 m. 18 d'épaisseur.

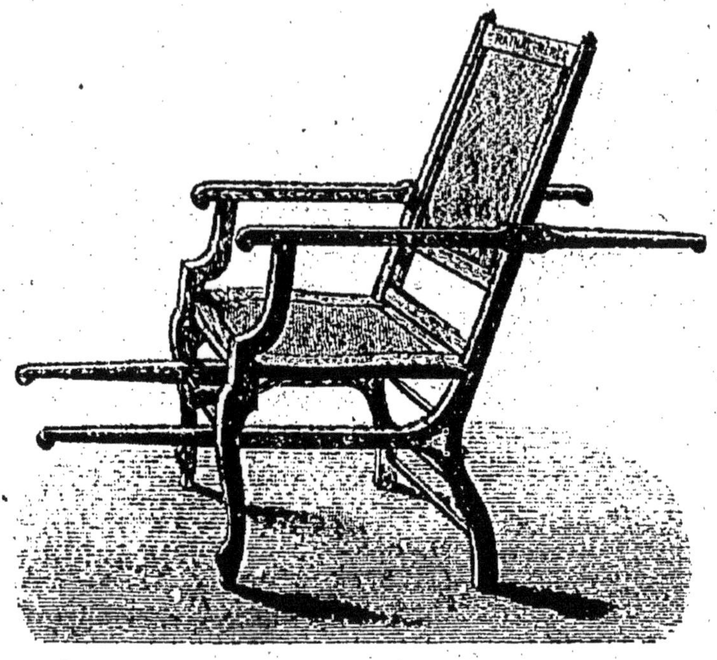

Fig. 157.

B. — *Le blessé est porté dans la position couchée.*

a) *Le blessé est porté par le tronc et par les jambes.*

Un brancardier met un genou en terre derrière la tête du blessé, il soulève le tronc en position assise, place la tête sur sa poitrine, passe ses bras sous les aisselles du blessé et croise les mains sur sa poitrine.

Le deuxième brancardier tournant le dos au blessé se place accroupi entre ses jambes qu'il saisit sous les jarrets, la jambe droite de la main droite, la jambe gauche de la main gauche.

Ils se relèvent au commandement de : *Attention, debout, en avant* et partent du pied droit (fig. 158).

b) Le deuxième brancardier peut aussi lier les deux jambes et les porter ainsi réunies en les tenant appuyées sur une hanche (fig. 159).

c) Les brancardiers sont placés de chaque côté du blessé. Ils mettent un genou à terre (celui qui est le plus près de la tête du blessé), glissent leurs mains sous ses épaules et sous les cuisses, pendant que le blessé, s'il a les bras libres, les place autour de la taille des brancardiers. Ils se lèvent au commandement de : *Attention, debout* ; à celui de : *Marche*,

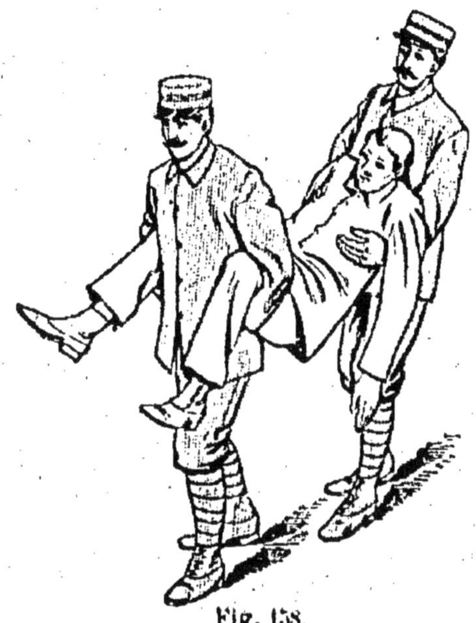

Fig. 158.

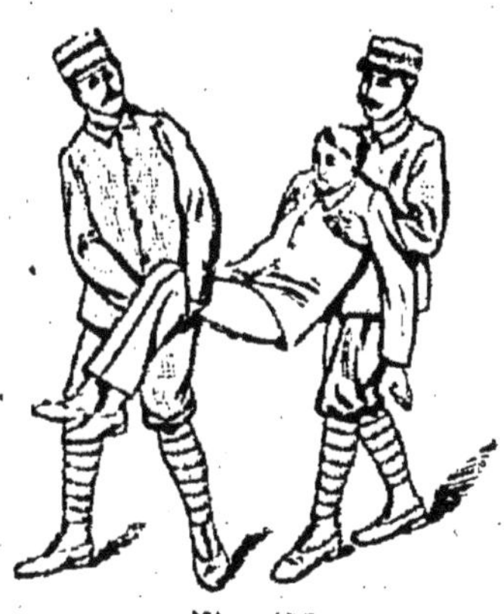

Fig. 159.

ils partent : le brancardier de droite du pied droit, celui de gauche du pied gauche (fig. 160).

La marche des brancardiers est latérale, peu rapide, fatigante, et donne des secousses au blessé ; la manière suivante est préférable, la marche étant droite et facile.

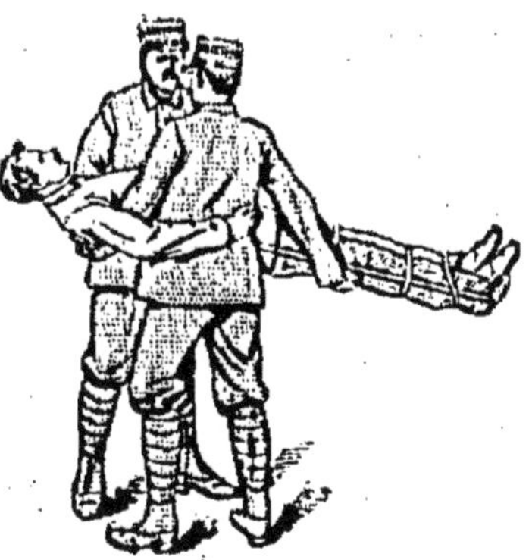

Fig. 160.

d) Les brancardiers sont placés tous deux du même côté, ils mettent un genou à terre. Le brancardier n° 1 placé à la tête du blessé passe un bras sous les épaules et l'autre sous les reins, le brancardier n° 2 passe un bras sous le siège et l'autre sous les jarrets du blessé.

Le blessé peut nouer ses bras autour du cou du brancardier n° 1 qui, s'il doit porter le blessé loin, peut passer autour de ses épaules et du corps du blessé une écharpe ou une sangle. Au commandement de : *Attention, debout, marche*, ils se relèvent et partent tous deux du pied droit.

Ils s'arrêtent près du brancard qui a été placé de l'autre

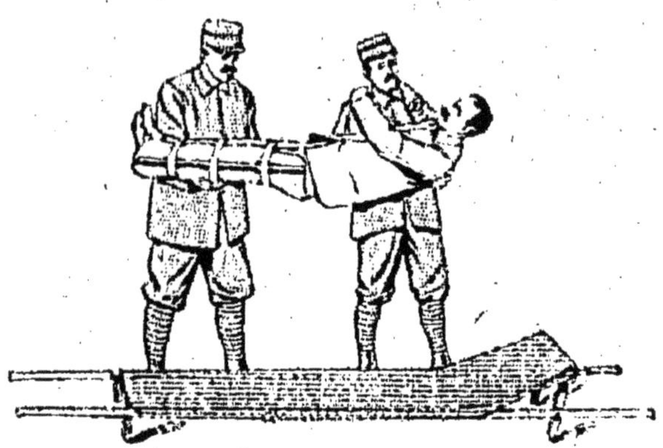

Fig. 161.

côté du blessé et au commandement de : *Halte, posez*, mettent un genou à terre et y déposent doucement le blessé (fig. 161). La même manœuvre peut se faire pour poser le blessé sur un lit, ou sur un brancard tenu élevé par deux brancardiers, à la hauteur de ceinture.

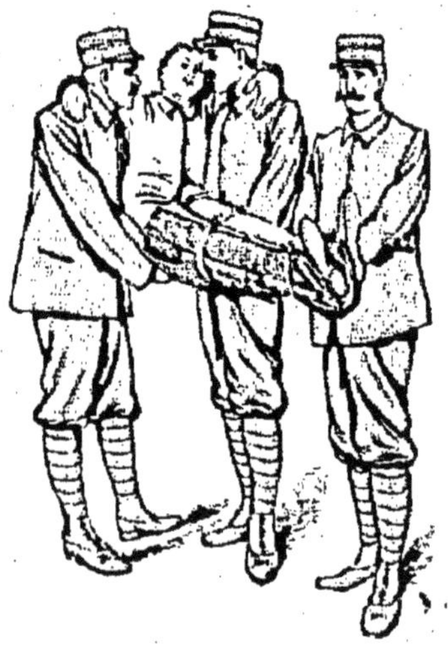

Fig. 162.

III. — Transport par trois brancardiers.

Ce transport se fait pour les blessés plus gravement atteints et surtout pour les fractures des membres inférieurs avant et mieux après l'immobilisation.

Deux brancardiers relèvent le blessé comme il a été dit plus haut figures 149 et 151, et le troisième brancardier soutient les jambes (fig. 162).

Arrivés près du brancard, ils s'écartent un peu et passent de chaque côté, la tête du brancard placée entre les deux brancardiers de tête. Au commandement de : *Halte, posez* ils posent doucement le blessé sur la toile du brancard.

Un aide peut aussi glisser le brancard entre les brancardiers quand ils ont fait halte, ou deux brancardiers le tenir élevé à hauteur de ceinture, ce qui rend le dépôt du blessé plus facile.

IV. — Transport par quatre brancardiers.

On procède de la même façon que pour le transport à trois. Le quatrième brancardier se place en face du troisième pour soutenir les membres inférieurs ou bien va soutenir la tête.

V. — Transport par cinq brancardiers.

S'emploie dans les cas de blessures ou fractures graves ou multiples des membres, du bassin, de la colonne vertébrale. Les bras des brancardiers forment un brancard vivant sur lesquels est étendu le blessé. Deux brancardiers portent le tronc deux le siège et les jambes et le cinquième soutient la tête.

MANIÈRE DE PLACER LES DIFFÉRENTS BLESSÉS SUR LE BRANCARD

Suivant le siège des blessures ou des fractures, des contusions, entorses, luxations.

Avant de commander le chargement du brancard, le chef brancardier doit s'assurer que celui-ci est placé d'aplomb le plus solidement et le plus commodément possible à proximité du blessé et que rien ne peut gêner la manœuvre, ni sur le blessé ni sur le brancard.

Le blessé doit être placé du premier coup dans la position la plus favorable pour qu'on ne soit pas obligé de le changer de position en cours de route.

Cette position varie avec le siège des lésions, elle doit être celle qui donnera le moins de douleurs pendant le transport.

La position la plus ordinaire est de coucher le blessé sur le dos, un peu tourné à droite pour ne pas gêner les battements du cœur, la tête légèrement relevée, les membres supérieurs et inférieurs seront allongés et placés dans une légère flexion s'ils sont libres de fracture ou de tout appareil.

Le blessé et les membres lésés seront soigneusement calés et immobilisés pour éviter les mouvements et roulements douloureux et amortir les secousses qui pourraient aggraver les fractures ou les blessures ; on se sert de tout ce que l'on a dans ce cas, sous la main, coussins, couvertures, vêtements, paille, foin, etc.

Bien veiller à ce que rien ne comprime et ne frotte sur les blessures.

Dans les hémorragies des extrémités des membres, on place ces dernières dans une position relevée.

Dans les plaies de *tête*, de *face*, du *crâne*.

Placer le blessé sur le dos la tête appuyée sur la nuque légèrement penchée en avant, bien calée de chaque côté sur la têtière du brancard pour éviter le roulement. On peut se servir pour cela des vêtements, d'une couverture qu'on roule en forme de gouttière.

Nuque. — Renverser la tête en arrière en glissant sous la nuque un petit coussin, pour que les lèvres de la plaie ne s'écartent pas.

Cou. — Si la plaie se trouve en avant ou sur un des côtés de la gorge, pencher la tête en avant, le menton touchant la poitrine au milieu ou sur le côté blessé pour réunir les lèvres de la plaie.

Poitrine. — Coucher le blessé sur le dos ; s'il étouffe, le maintenir assis ou même penché en avant et un peu de côté pour faciliter la respiration. Il faut alors qu'il soit soutenu par un ou deux brancardiers placés de chaque côté. Dans d'autres cas, il faut coucher le blessé sur le côté sain pour ne pas comprimer le côté lésé. Quand il y a fractures de côtes, coucher le blessé sur le côté fracturé.

Abdomen. — Placer le blessé dans une position demi-assise, les cuisses et les jambes relevées liées ensemble pour qu'elles ne s'écartent pas ou soutenues sous les jarrets par des vêtements roulés, un traversin, un oreiller, etc., afin de mettre la paroi abdominale dans le relâchement. Quelquefois le malade pourra être couché en chien de fusil, le ventre bien soutenu par un oreiller ou un bandage de corps.

Dos, bassin, fesses. — Coucher le blessé sur le dos dans les blessures légères des parties molles de la partie postérieure du corps en mettant un coussin mou ou des vêtements sous l'endroit blessé. On pourra le coucher sur le côté ou sur le ventre, la tête tournée de côté, appuyée sur un bras, le nez et la bouche dégagés afin de faciliter la respiration.

Dans les fractures de la colonne vertébrale ou du bassin, ne remuer le blessé qu'avec beaucoup de précautions à quatre à cinq brancardiers pour ne pas déchirer la moelle épinière ou les organes internes, coucher le malade si c'est possible sur des oreillers de plumes et le caler bien soigneusement.

Épaule. Luxation, fracture de la clavicule. — Coucher le blessé, après immobilisation, sur le côté sain ou sur le dos légèrement de côté.

Bras. — Placer le blessé en décubitus dorsal tourné un peu sur le côté sain, le bras blessé sera bien calé et soutenu ; l'avant-bras fléchi reposera fixé sur le ventre ou le thorax après avoir fait l'immobilisation et l'appareil improvisé.

Avant-bras, main. — Ces régions une fois pansées seront placées élevées sur des coussins ou fixées sur le ventre ou la poitrine.

Cuisse. Genou. — Le blessé étant couché sur le dos, placer tout le membre inférieur allongé, immobilisé, bien soutenu, sur un plan incliné, le pied étant au point le plus élevé.

Si la blessure est au jarret, le membre sera fléchi et la jambe fixée à la cuisse par des tours de bande ou une cravate.

Jambe. — Placer le membre comme dans le cas précédent pour la cuisse, fixer en outre bien solidement le pied dans la rectitude pour qu'il ne vacille ni ne tombe à droite ou à gauche, afin d'éviter qu'il ne se produise un mouvement douloureux de torsion sur la partie blessée.

Pied, cou-de-pied. — Dans une blessure du cou-de-pied faire un bandage qui tienne le pied fléchi sur la jambe. Si la blessure est au côté droit, placer le pied sur le côté gauche et réciproquement.

Dans les fractures ou écrasement après avoir immobilisé le pied sur l'attelle plate nommée semelle, placer le pied relevé et fixé dans la rectitude.

N. B. — Dans les fractures des os de la cuisse, de la jambe ou du pied, le chef brancardier devra veiller à ce que le talon soit soulevé au-dessus de tout obstacle et ne vienne pas buter contre la traverse ou la toile du brancard, parce que dans le cas où le brancardier de tête serait plus grand que celui des pieds ou si l'on avait à descendre un terrain en pente ou un escalier, le corps du blessé glisserait et tout son poids se portant alors sur le talon ainsi arrêté, les fragments des os chevaucheraient les uns sur les autres produisant des déchirures des tissus internes et même de la peau, ainsi que de la douleur. Il faut donc placer le talon soit un peu en dehors du brancard, soit très relevé au-dessus de la toile; que le brancardier le plus grand soit placé aux pieds, en terrain plan et descendre les pentes de terrain ou les escaliers en faisant passer la tête la première.

Même manœuvre si l'on porte un blessé à quatre brancardiers dans une couverture : le pied doit être placé en dehors du bord de cette couverture.

Malgré l'observance de ces prescriptions, le brancardier doit ne pas oublier que les malades ou les blessés ont toujours une tendance à glisser d'eux-mêmes par le simple balancement vers le pied du brancard. Il en est de même pour les malades dans leurs lits, alors qu'aucun mouvement ne les y pousse.

BRANCARD

Le brancard sert à transporter les malades ou les blessés gravement atteints lorsque les distances sont assez longues. On se sert pour les grandes distances de la voiture ou de la litière et du cacolet à dos de mulet, de la brouette porte-brancard, du tri-porteur et des automobiles.

L'Union des femmes de France étant rattachée au minis-

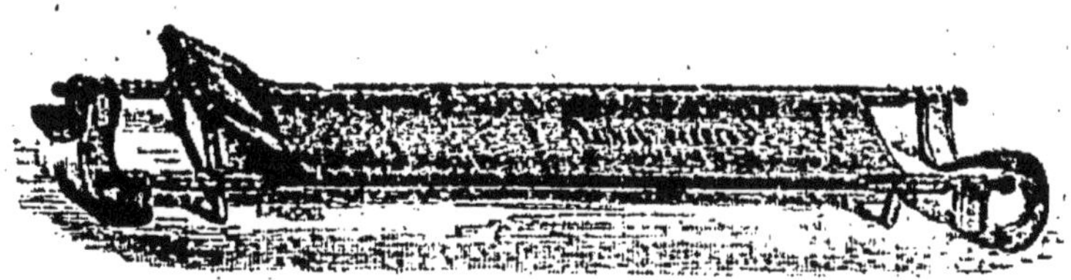

Fig. 163.

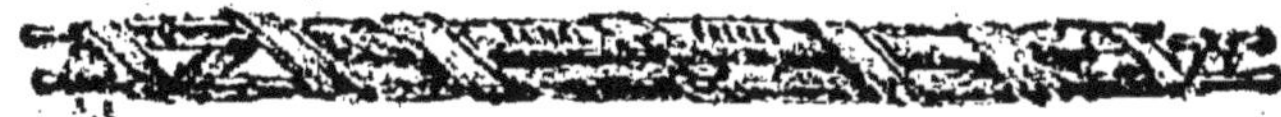

Fig. 164.

tère de la Guerre et pouvant être appelée à prendre part aux manœuvres du service de santé, nous devons étudier le brancard Franck à compas modèle 1892 adopté dans l'armée *et prendre les mêmes commandements, afin qu'il y ait unité dans l'enseignement et les manœuvres.*

Il se compose (fig. 163 et 164) :

1° De deux *hampes* en bois longues de 2 m. 25;

2° De *deux pieds* articulés de devant (*côté pieds*) ;

3° De *deux pieds* articulés de derrière (*côté tête*) dépassant de la même longueur au-dessus et au-dessous de la hampe et servant dans sa partie supérieure à fixer la *têtière*.

4° De *deux compas d'écartement* placés l'un au pied, l'autre à la tête munis d'une *goupille* ;

5° De *quatre crans d'arrêt* pour les pieds ;

6° D'*une toile*, double à la tête, formant poche nommée têtière et pouvant être rembourrée par du foin, de la paille, des vêtements pour servir d'oreiller ;

7° De deux bretelles dont une des extrémités est terminée par une anse, l'autre par une lanière de cuir à boucle pouvant raccourcir ou allonger la bretelle et s'engager dans l'extrémité des hampes.

Manœuvres du brancard à compas.

Préliminaires.

Les brancardiers se placent sur deux rangs par taille assortie, les plus petits destinés à être devant, aux pieds, les plus grands derrière, à la tête.

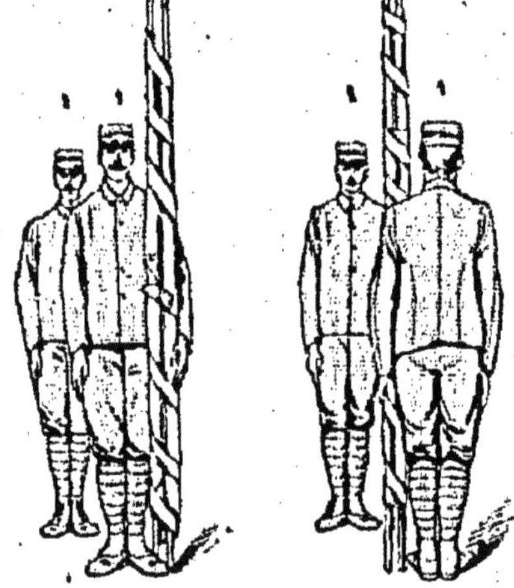

Fig. 165.

Premier temps. — Au commandement de : *Numérotez-vous*, ils se numérotent par équipes de quatre. Les deux du premier rang prennent les nos 1 et 3 et ceux du deuxième rang les nos 2 et 4, en commençant par la droite.

Les brancardiers n° 1 vont alors chercher les brancards et reprennent leur place, tenant le brancard vertical de la main gauche, la têtière en haut (fig. 165).

Deuxième temps. — Au commandement de : *Préparez-vous à monter les brancards*, le n° 1 fait face en arrière par demi-tour à droite ; le n° 2, qui était placé derrière lui, fait trois pas en arrière. Les brancardiers 3 et 4 font quatre pas en arrière pour ne pas gêner la manœuvre, ou font la même manœuvre à côté, quand ils doivent manœuvrer *deux par deux* ; ils prennent *alors* les nos 1 et 2 comme les deux premiers.

Montage du brancard.

Premier temps. — Au commandement de : *Montez le brancard*, le brancardier n° 1 présente l'extrémité têtière du brancard au brancardier n° 2, qui la saisit de la main gauche. Ils glissent ensemble les hampes sous le bras gauche, se fendent en avant du pied droit, débouclent et déroulent les bretelles et se redressent (fig. 166).

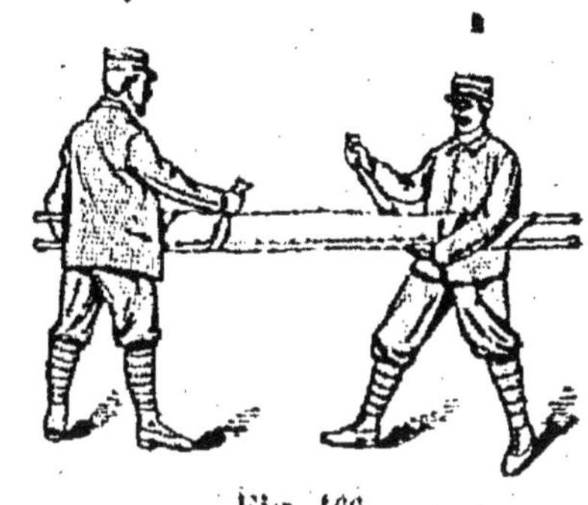

Fig. 166.

Deuxième temps — Chaque brancardier passe sur son cou la bretelle qu'il vient de défaire, il déroule la toile qui pend en dessous et prend une hampe de chaque main. Le brancardier n° 1 commande alors : *Ouvrez le brancard*. Les deux brancardiers avec ensemble redressent les pieds, puis écartent les hampes avec force pour ouvrir les compas. Ils fléchissent sur les jarrets et appuient l'extrémité des hampes sur les cuisses. Le brancardier n° 2 fixe la têtière, coiffant de ses angles garnis de cuir l'extrémité des pieds de tête et passant les boutons dans les œillets (fig. 167).

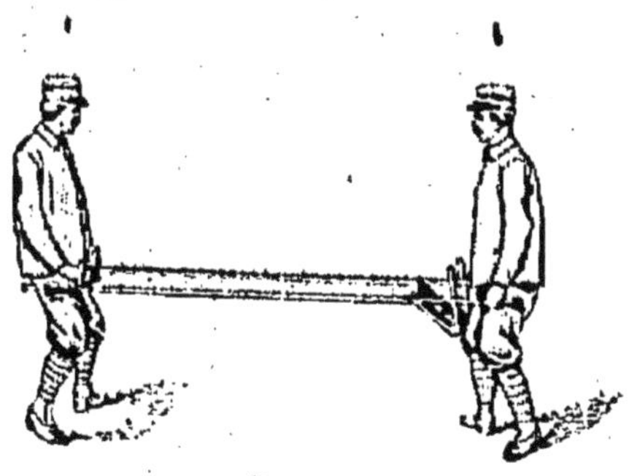

Fig. 167.

Troisième temps. — Le brancardier n° 1 commande : *Tendez*; ils saisissent tous deux le compas de la main droite au niveau de la charnière centrale et tirent avec force vers eux pour le redresser. Le n° 2 place alors la cheville en fer dans le trou de la charnière; il arrive quelquefois que le trou étant trop grand, la cheville tombe, on la place alors quand le brancard est redressé.

Quatrième temps. — Le brancardier n° 1 commande : *Posez.* Il lâche la hampe qu'il tient de la main droite et le brancardier n° 2 celle qu'il tient de la main gauche, le brancard décrit alors un demi-cercle, les brancardiers passent vivement la hampe, qui fait le pivot, dans la main devenue libre et rattrapent la hampe qui tourne, le brancardier n° 1 de la main gauche et le n° 2 de la main droite.

Le brancard est alors posé à terre.

Le brancardier n° 1 fait un demi-tour à droite entre les hampes, le dos tourné au brancard, tous deux engagent en se baissant les hampes dans les anses des bretelles et les ajustent à leur taille, prêts à enlever le brancard.

Démontage du brancard à compas.

Premier temps. — Au commandement de : *Démontez le brancard*, les brancardiers se placent entre les hampes du brancard posé à terre, se faisant face ; ils se baissent et saisissent les hampes, puis se redressent.

Deuxième temps. — Au commandement de : *Fermez les brancards*, les brancardiers retournent le brancard sens dessus dessous. Le brancardier n° 2 retire la goupille, puis ils appuient chacun leur genou droit ou le pied sur la charnière du compas et le ploie (fig. 168). Ils fléchissent les jambes et appuient les hampes sur les cuisses. Le brancardier n° 2 détache la têtière des pieds et la replie sur la toile ; les brancardiers rapprochent les deux hampes et rabattent les pieds le long des hampes.

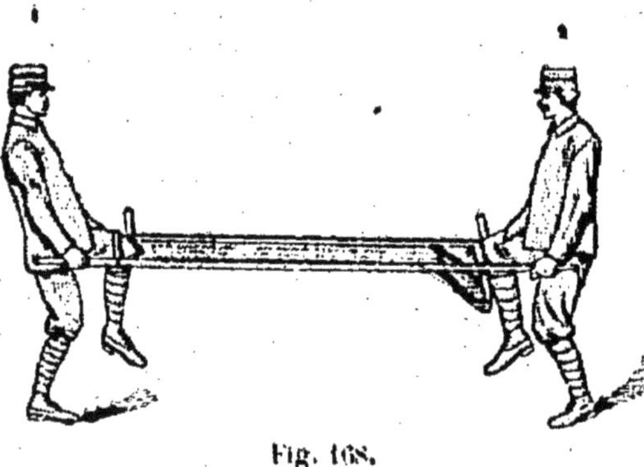

Fig. 168.

Troisième temps. — Au commandement de : *Roulez*, les brancardiers enroulent la toile autour des hampes.

Quatrième temps. — Puis ils engagent la poignée de la hampe placée à droite, dans l'anse de la bretelle, passent le brancard sous l'aisselle gauche, se fendent en avant du pied droit et enroulent la bretelle en spirale autour du brancard, en la conduisant chacun dans le même sens de droite à gauche, ou de gauche à droite, ils se rencontrent au milieu du brancard et bouclent ensemble les deux bretelles.

N.-B. — On se sert encore du brancard à traverses modèle 1885. Il est formé des mêmes parties que le brancard à compas. Les compas seuls sont remplacés par deux traverses rigides d'écartement en fer, qui se placent le long des hampes.

La manœuvre est à peu de chose près la même, au lieu d'ouvrir le compas on tourne la traverse en travers, elle se fixe par un écrou en cuivre situé sur la hampe opposée, qui passe dans une mortaise de la traverse.

Transport du blessé sur le brancard par deux brancardiers.

Le blessé ayant été placé sur le brancard, deux brancardiers se détachent de l'équipe pour opérer le transport :

Premier temps. — Au commandement de : *Préparez-vous à porter le brancard*, le brancardier n° 1 se place aux pieds face en avant, tournant le dos au blessé ; le brancardier n° 2 se place en arrière, à la tête, regardant le blessé.

Deuxième temps. — Au commandement de : *Attention*, ils se baissent, passent les bretelles ajustées sur le cou et saisissent les poignées des hampes.

Troisième temps. — Au commandement de : *Enlevez*, ils enlèvent le brancard.

Quatrième temps. — Au commandement de : *En avant, marche*, ils partent, le brancardier n° 1 du pied gauche, le n° 2 du pied droit pour rompre le pas et empêcher le balancement du brancard (fig. 109).

Ils marchent avec précaution, évitant les obstacles qui

peuvent se trouver sur le trajet et que *le brancardier n° 1 qui marche en avant indique en les nommant, à son camarade qui est derrière*; il dirige la marche et indique aussi le changement de direction.

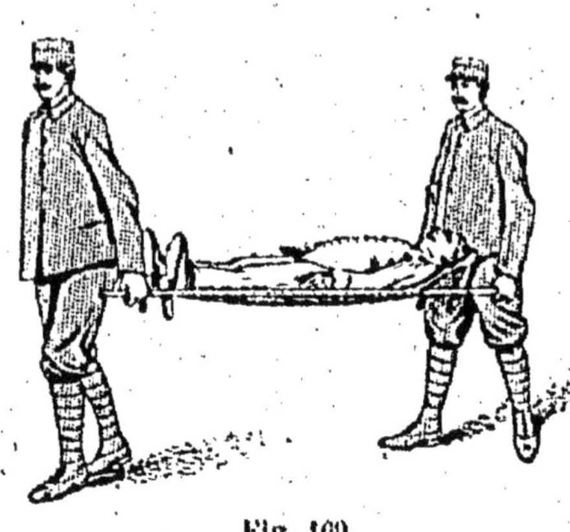

Fig. 169.

Si le blessé est menacé de syncope, le brancardier n° 2 surveille son visage, mais si cette surveillance est rendue difficile par le pansement ou tout autre cause, les brancardiers posent le brancard à terre, font demi-tour, reprennent le brancard et alors le brancardier n° 1 qui fait face au blessé le surveille.

Si les deux autres brancardiers n°s 3 et 4 de l'équipe de quatre sont libres, ils peuvent accompagner les n°s 1 et 2 soit en se plaçant de chaque côté du blessé pour le soutenir s'il est dans la position assise, soit encore pour servir de relais aux brancardiers n°s 1 et 2, soit pour porter les effets d'équipement, vêtements ou autres.

Arrivés à destination, au commandement de : *Halte*, les brancardiers s'arrêtent, et à celui de : *Posez*, ils déposent avec précaution le brancard à terre.

Transport par quatre brancardiers en terrain plan.

Premier temps. — Au commandement de : *Préparez-vous à porter le brancard*, les quatre brancardiers se placent deux par deux. Le n° 1, chef brancardier à droite, et le n° 3 à gauche, aux pieds. Le n° 2 à droite et le n° 4 à gauche, à la tête. Les plus petits ensemble aux pieds et les plus grands à la tête. Ils *se placent sur le côté face au brancard.*

Deuxième temps. — Au commandement de : *Attention*,

ils se baissent en ployant légèrement les jarrets, saisissent des deux mains les poignées des hampes, *sans s'accroupir ni se mettre à genou* (fig. 170).

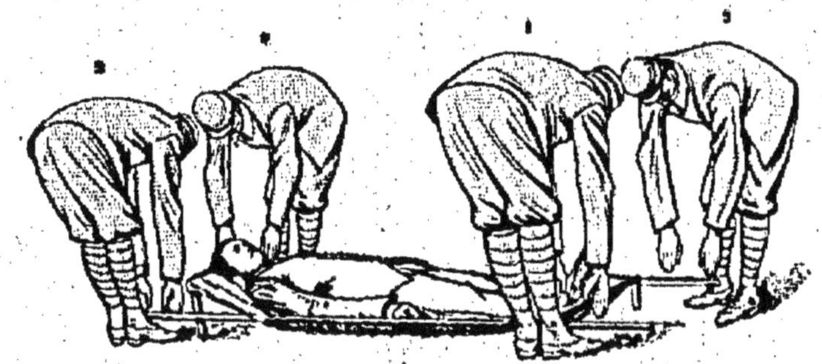

Fig. 170.

Troisième temps. — Au commandement de : *Enlevez*, ils soulèvent le brancard à la hauteur des épaules, font un quart de tour, placent la hampe sur l'épaule située à proxi-

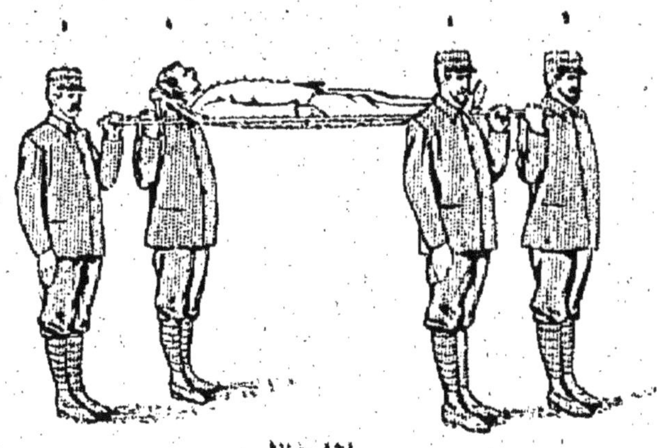

Fig. 171.

mité et la maintiennent solidement avec la main correspondante (fig. 171).

Quatrième temps. — Au commandement de : *En avant, marche*, les brancardiers de pieds partent du pied gauche, ceux de tête du pied droit, en veillant bien à ce que le brancard soit toujours horizontal et ne balance pas trop en cadence.

Au commandement de : *Halte*, tous s'arrêtent, et à celui de : *Posez*, ils saisissent les hampes avec les deux mains, soulèvent le brancard, dégagent l'épaule, font face au brancard par un quart de tour et déposent avec ensemble le brancard à terre en fléchissant le corps en avant et ployant les jarrets, comme à la figure 170.

Transport en terrain accidenté.

Quand le terrain est incliné, *descente ou montée*, les brancardiers à deux ou à quatre doivent maintenir le brancard dans la position horizontale en ployant les jarrets, raccourcissant ou allongeant les bras, abaissant ou élevant les extrémités du brancard.

Si la *descente est rapide*, il faut faire passer les pieds les premiers pour ne pas mettre le blessé la tête en bas, excepté si les membres inférieurs sont fracturés (cuisse ou jambe), car alors si le corps du blessé glissait, les fragments des os brisés pourraient chevaucher les uns sur les autres et percer la peau, ou déchirer les tissus ambiants.

Si *la montée est raide*, il faut faire passer le blessé la tête la première, sauf en cas de fracture des membres inférieurs. Les brancardiers peuvent aussi se mettre les plus petits en avant et les plus grands en arrière, et faire le contraire dans les descentes.

En résumé : les brancardiers doivent toujours *veiller* à tenir le brancard horizontal ; ce soin incombe surtout aux brancardiers de tête, qui voient le blessé et peuvent soulever ou baisser le brancard.

La tête doit toujours passer *la dernière en terrain plan*. Le blessé éprouve une grande tranquillité d'esprit à voir devant lui où on le transporte, tandis qu'il est inquiet si on le porte à reculons.

La tête doit toujours être *la dernière* dans une descente et *la première* dans *une montée*, sauf dans les cas de fracture des os des membres inférieurs.

Le transport du blessé sur le brancard par quatre brancardiers peut aussi se faire en tenant le brancard à bout de bras au lieu de le mettre sur les épaules.

Les quatre brancardiers sont placés comme il est indiqué figure 170, mais au lieu de placer le brancard sur les épaules en se relevant, ils le gardent à bout de bras (suivant la figure n° 169. Transport par deux brancardiers).

Ils suivent les mêmes règles indiquées que pour le transport à quatre sur les épaules et se placent de la même façon en dehors des rampes.

Transport du brancard dans un escalier. Montage.

1° *Dans un escalier étroit, mais droit.* — Deux brancardiers pouvant seuls passer portant le brancard.

Arrivés au pied de l'escalier, les quatre brancardiers posent le brancard à terre, les deux plus robustes des brancardiers se mettent l'un à la tête, l'autre aux pieds dans les hampes, enlèvent le brancard, font demi-tour pour mettre la tête en avant.

Le brancardier de tête monte les marches directement ou à reculons en baissant le plus qu'il peut le brancard, ployant les jarrets, se courbant, allongeant les bras, pendant que le brancardier de pieds relève le brancard jusqu'à hauteur d'épaule. Le brancardier de pieds peut être aidé par un troisième brancardier qui, placé derrière lui, peut soutenir l'extrémité des poignées, des hampes, ou se placer sur le côté en longeant le mur ou la rampe de l'escalier.

2° *Dans un escalier large droit avec paliers.* — La manœuvre peut se faire par quatre brancardiers, de deux façons :

a) Dans une première manière, pour tenir moins de place en largeur, les deux brancardiers de droite n°s 1 et 2 se placent dans les hampes, les deux brancardiers de gauche n°s 3 et 4 restent en dehors du brancard pour le soutenir et soulager ceux de droite.

b) Dans la deuxième manière, les brancardiers restent placés comme pour le transport à quatre. Arrivés au pied de l'escalier, au commandement de : *Halte*, ils s'arrêtent après avoir fait demi-tour pour placer la tête la première ; excepté s'il y a fracture de cuisse ou de jambe, les pieds alors passent les premiers.

Au commandement de : *En avant, marche*, les brancardiers *de tête* saisissent les hampes des deux mains, les

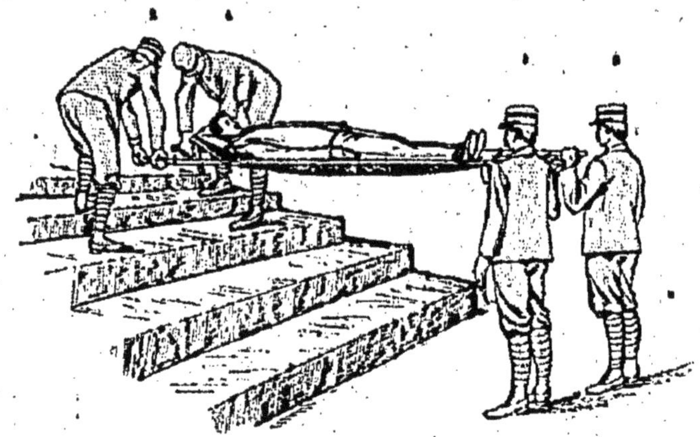

Fig. 172.

dégagent de l'épaule et descendent le brancard à la hauteur de leur ceinture, ils gravissent les marches, tenant l'extrémité de la poignée de la hampe de la main opposée à l'épaule sur laquelle elle se trouvait appuyée ; peu à peu, à mesure qu'ils montent, ils se courbent et abaissent le brancard, au ras des marches, pendant que les brancardiers *de pieds*, eux, soulèvent le brancard en l'air ou le replacent sur leurs épaules, cherchant les uns et les autres à maintenir le brancard horizontal et la tête de niveau avec les pieds (fig. 172).

Quand les brancardiers de tête arrivent en haut des marches, ils se redressent peu à peu pendant que les brancardiers de pieds descendent le brancard de leurs épaules en saisissant les hampes de leurs deux mains, et tous arrivés sur le palier posent le brançard à terre au commandement de : *Halte, posez*. S'ils ont d'autres étages à monter, ils refont la même manœuvre. Mais s'ils sont arrivés à l'étage de la salle de chirurgie, ils reprennent le brancard à bout de bras, font demi-tour, entrent dans la salle et posent le brancard près du lit destiné au blessé.

Déchargement du brancard.

Le blessé ne doit être enlevé du brancard que pour être couché sur un lit ou sur une litière.

Les brancardiers suivent les mêmes préceptes et font les mêmes manœuvres à un, deux, trois ou quatre brancardiers que pour le relèvement des blessés et leur placement sur le brancard.

Il y a plusieurs manières de placer le brancard près du lit :

1° Ils placent le brancard parallèlement au lit et en sens inverse, c'est-à-dire la têtière au pied du lit ; le blessé est enlevé, suivant la gravité de son cas, par un, deux ou trois brancardiers placés du même côté entre le brancard et le lit, ils font demi-tour à droite, si le brancard est placé à la gauche du lit, et demi-tour à gauche s'il est placé à la droite du lit, se trouvent face au lit et y déposent avec précaution le blessé, qui peut s'aider en passant les bras autour du cou du brancardier de tête.

Le brancard peut aussi être placé perpendiculairement au lit, la têtière au pied du lit, faisant angle droit, les brancardiers font la même manœuvre avec demi-tour à droite ou à gauche, comme ci-dessus.

2° Le brancard peut être mis dans le prolongement du lit, la tête au pied du lit. Les brancardiers se placent de chaque côté, à trois ou quatre, enlèvent le blessé et, marchant latéralement, font passer le blessé par-dessus le pied du lit dans sa longueur, la tête en avant et le couchent avec précaution. Il faut, pour cette manœuvre, que le lit soit étroit.

3° Le brancard est placé tout près du lit, dans le même sens, la têtière à la tête. Un, deux ou trois brancardiers placés du même côté *en dehors*, prennent le blessé, le soulèvent, pendant que le quatrième brancardier retire le brancard ou le relève de champ le long du lit, la toile touchant le lit, les pieds en dehors. Les brancardiers porteurs du blessé avancent alors et le placent sur le lit.

4° Les brancardiers de gauche 3 et 4 apportent le brancard et le posent sur le parquet près du lit, la têtière à la tête du lit. Le brancardier de pieds n° 3 se retourne face au blessé; tous deux alors se baissent, reprennent le brancard et le soulèvent au niveau du lit à le toucher, les brancardiers de droite n° 1 et n° 2 placés en dehors l'un près de l'autre sai-

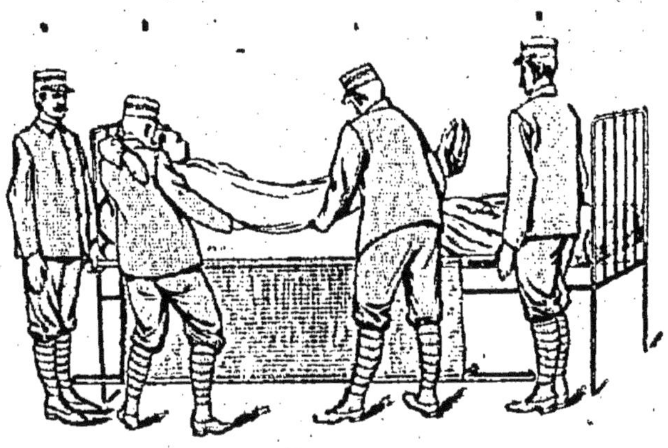

Fig. 173.

sissent le blessé, le soulèvent au-dessus du brancard (n° 1 aux pieds, n° 2 à la tête) (fig. 173).

Au commandement de : *Attention, Renversez*, les brancardiers nos 3 et 4 rabattent rapidement le brancard vide en tenant chacun la hampe la plus près du lit et laissant tomber celle qui est la plus éloignée, de façon que la toile du brancard soit verticale, et les pieds tournés du côté du lit.

Sitôt le brancard rabattu, les brancardiers n° 1 et n° 2 se rapprochent du lit et y déposent doucement le blessé. Il faut veiller à ce que les pieds du brancard ne butent pas sur le sommier ou l'armature du lit parce qu'alors le brancard serait de ce fait éloigné du lit de 15 à 20 centimètres, ce qui rendrait le dépôt du blessé sur le lit plus difficile et plus fatigant pour les brancardiers, qui ne pourraient pas atteindre le milieu du lit.

On n'a pas cet inconvénient en faisant la manœuvre de

façon que les pieds du brancard soient en dehors, c'est-à-dire en lâchant la hampe située près du lit parce qu'alors la toile du brancard se colle complètement sur le côté du lit et les pieds étant tournés en dehors, ne gênent pas la manœuvre et n'éloignent pas les brancardiers.

Cette manœuvre peut être faite en sens inverse, c'est-à-dire pour prendre le blessé sur le lit et le mettre sur le brancard.

Les deux brancardiers n° 1 et n° 2 saisissent et soulèvent le blessé au-dessus de son lit, puis font deux pas en arrière (fig. 174).

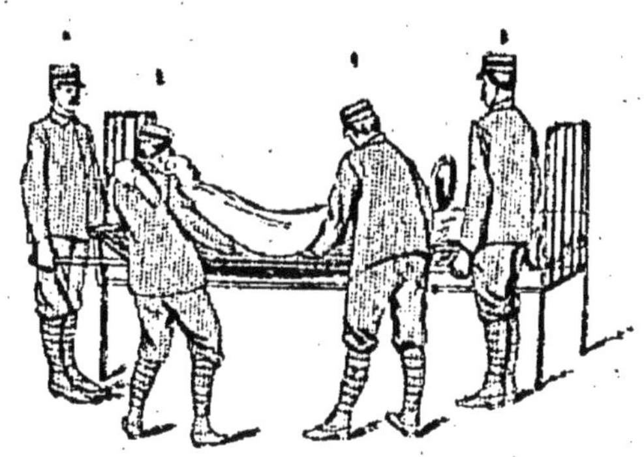

Fig. 174.

Les deux autres brancardiers n°s 3 et 4 glissent ou relèvent le brancard placé le long du lit comme précédemment, en le tenant à la hauteur de ceinture, entre le lit et les brancardiers n°s 1 et 2, lesquels, sans se baisser et sans efforts, placent le blessé sur le brancard. Ce dernier est ensuite posé à terre, et chaque brancardier reprenant sa place, tous soulèvent le brancard en suivant les commandements et emportent le blessé.

Descente dans un escalier large.

Les manœuvres sont les mêmes en sens inverse dans la descente que dans le montage.

Au commandement de : *Marche*, les brancardiers de pieds qui sont en haut de l'escalier descendent les premiers en relevant le brancard. Ils peuvent même le mettre sur leurs épaules ; les brancardiers de tête baissent au contraire le brancard au ras des marches en se courbant si cela est nécessaire.

La tête du blessé doit toujours être horizontale ou même plus haute que les pieds et passer la dernière, sauf dans le cas de fracture des membres inférieurs.

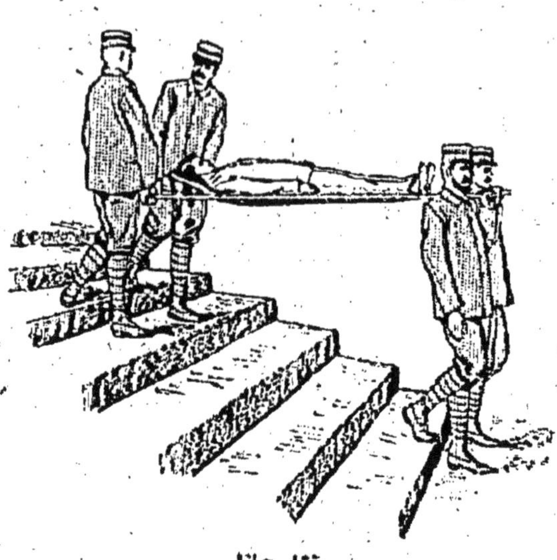

Fig. 175.

Arrivés au bas de l'escalier, les brancardiers au commandement de : *Halte, posez*, posent le brancard à terre et s'apprêtent à reprendre le brancard à bout de bras ou sur l'épaule et à continuer la manœuvre au commandement de : *Enlevez le brancard. En avant, marche.*

Montage et descente dans un escalier étroit et tournant.

Dans le montage du brancard dans un escalier étroit, rapide et tournant, le brancard ne peut passer qu'en empiétant sur la rampe, le brancardier de tête ne peut dans ce cas monter le brancard en se tenant dans les hampes et tournant le dos au blessé, il doit saisir les hampes de tête face au brancard et monter à reculons afin de pouvoir soulever le brancard au-dessus de la rampe, surveiller le blessé, coordonner ses mouvements avec ceux du brancardier de pieds pour maintenir la position horizontale, ce qu'il ne pourrait faire en tournant le dos.

De même dans la descente, le brancardier de pieds qui descend le premier tient les hampes face au brancard et descend à reculons. Un troisième brancardier peut aider à porter le brancard en se plaçant au milieu de la hampe située du côté de la concavité du mur de l'escalier.

Transport du brancard par-dessus un mur, une clôture, une haie.

Les brancardiers ayant le brancard sur l'épaule, arrivent devant l'obstacle et au commandement de : *Halte*, ils s'arrêtent tout auprès. Le brancardier n° 4 de tête se met, aidé par le n° 2, dans les hampes qu'il saisit une dans chaque main et les soutient à la hauteur des épaules au-dessus du niveau de l'obstacle, le n° 2 abandonne alors sa place et passe de l'autre côté de l'obstacle.

Les brancardiers n°s 1 et 3 à ce moment dégagent les hampes de leurs épaules, saisissent ces hampes près des pieds du brancard d'une main — « le brancardier de gauche de la main gauche, le brancardier de droite de la main droite » — pendant que l'autre main libre étendue de toute sa longueur, saisit le milieu de la hampe au niveau du siège du blessé (fig. 176).

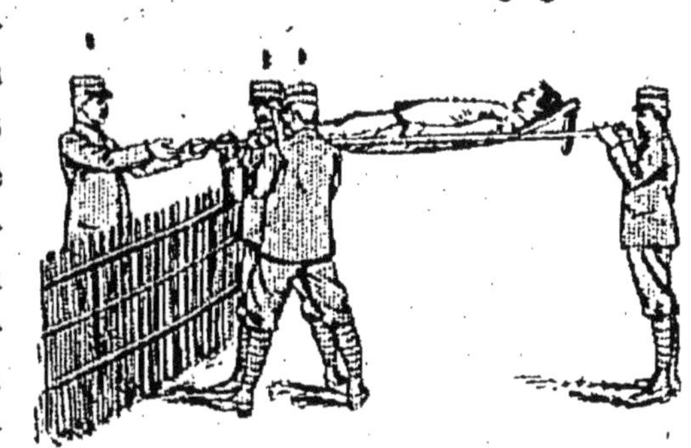

Fig. 176.

Au commandement de : *Envoyez*, les brancardiers de pieds 1 et 3 se rapprochent le plus possible de l'obstacle, lancent le brancard en avant par-dessus cet obstacle de façon que le brancardier n° 2 qui est de l'autre côté puisse saisir les poignées des hampes. Quand ils se sont assurés que celui-ci les tient solidement, ils font glisser le brancard sous leurs mains pendant que le brancardier n° 2 s'éloigne de l'obstacle et que le brancardier n° 4 s'en rapproche autant que possible. Tous s'arrêtent au commandement de : *Halte*. Les brancardiers 1 et 3 lâchent le brancard qui n'est soutenu alors que par les n°s 2 et 4 placés immobiles dans les hampes, l'un aux pieds, l'autre à la tête; 1 et 3 passent rapidement de l'autre côté du mur ou de la haie auprès desquels ils se placent et au commandement de : *Envoyez*, reçoivent les deux hampes que leur envoie le brancardier n° 4. Celui-ci franchit à son tour le mur pendant que les trois autres brancardiers qui ont fait quelques pas en avant posent le brancard à terre, et tous quatre reprenant leurs places antérieures mettent le brancard sur l'épaule et poursuivent leur marche en avant.

Transport du brancard par-dessus un fossé.

Dans ce cas les brancardiers n'ont plus le brancard sur les épaules, ils le font passer à bout de bras.

Au commandement de : *Halte, posez*, le brancard est placé aussi près que possible du fossé, sur une rive.

a) Le brancardier n° 2 franchit le fossé, les brancardiers

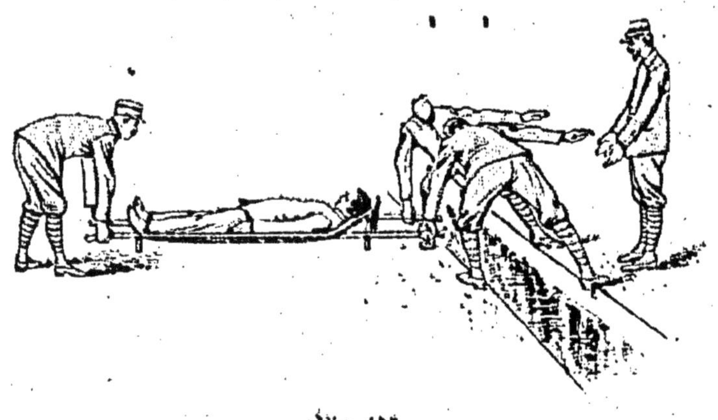

Fig. 177.

1 et 3 enjambent le fossé laissant entre eux un intervalle de la largeur du brancard.

Ils se baissent en penchant le corps vers le brancard (fig. 177), saisissent chacun une hampe de tête pendant que le n° 4 se place entre les hampes des pieds. Ils soulèvent le brancard et au commandement de : *Envoyez*, ils passent les hampes de tête au brancardier n° 2 qui est sur le bord opposé, et recevant les hampes de pieds du brancardier n° 4, ils font glisser le brancard et le déposent, en penchant le corps, sur la rive opposée. Tous trois franchissent alors le fossé et reprennent leur place respective pour continuer leur marche.

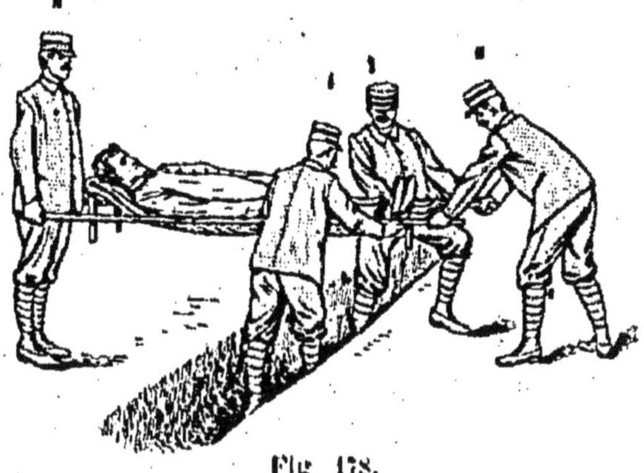

Fig 178.

b) Lorsque le fossé est trop large pour être enjambé et à sec, les brancardiers 1 et 3 descendent au fond et font la même manœuvre que plus haut, en passant le brancard au n° 2 qui a franchi le fossé et déposent avec lui le brancard sur le bord opposé.

BRANCARD COUVERT

Dans les hôpitaux auxiliaires de l'Union des Femmes de France, les brancardiers auront à se servir du brancard cou-

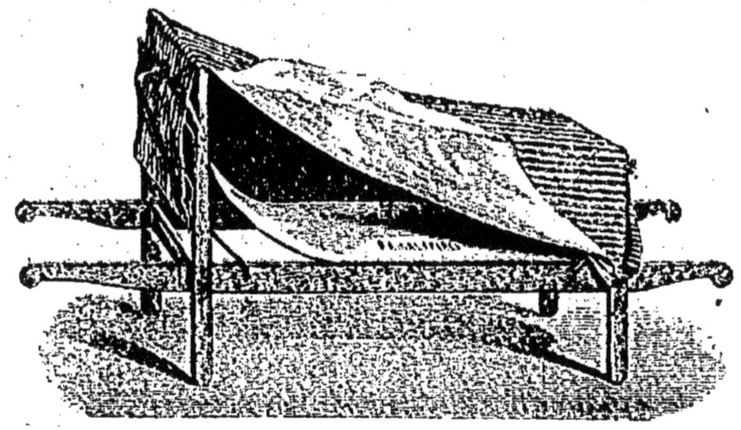

Fig. 179.

vert dit brancard de poste de police, de corps de garde (fig. 179) ou de garnison.

Ce brancard, recouvert de toile qui s'adapte sur des montants, cache le blessé ou le malade aux regards des passants il le garantit, en outre, de la pluie, du soleil ou du froid, s'il doit être transporté d'un service dans un autre ou à la salle d'opération en traversant des corridors, des escaliers ou des cours.

Il peut se replier et tient peu de place posé verticalement près d'un mur.

Ce brancard peut aussi être fixe, il reste alors toujours monté et prêt à servir.

Dans la banlieue de Paris, on emploie encore ce brancard couvert, un brancard à roue et une voiture contenant un cadre d'osier et un matelas garni de toile cirée, facile à laver.

Transport des malades à la salle d'opération sur le brancard couvert.

Les brancardiers sont chargés de transporter à deux, trois ou quatre les malades ou les blessés sur le brancard, de leurs lits à la table d'opération. Ils devront agir avec douceur comme il est dit plus haut, prendre dans leur lit les blessés, les déposer sur le brancard qu'ils auront placé près du lit et garni à l'avance d'un drap propre dont ils auront le soin de relever et de nouer les angles pour qu'ils ne traînent pas à terre. Ils placeront le malade ou le blessé dans une position favorable conforme à leur maladie ou à leur blessure, bien soutenus de tous les côtés, pour leur éviter de la douleur.

Ils mettront ensuite un cerceau par-dessus le malade si cela est nécessaire et une couverture dont ils relèveront aussi les angles afin de ne pas marcher dessus, ce qui imprimerait des secousses au blessé, et pourrait occasionner la chute des uns ou des autres.

Arrivés à la table d'opération, le brancard étant posé en sens inverse de la table ils soulèveront à nouveau le malade et le déposeront doucement sur la table d'opération.

Après l'opération ils reviennent chercher le malade et l'emportent dans son lit avec de plus grandes précautions encore.

Transport d'un malade ou d'un typhique dans la baignoire.

Les brancardiers sont chargés à un ou deux de placer les malades dans la baignoire, surtout dans le traitement de la fièvre typhoïde par les bains.

Ils placent alors devant eux un tablier de cuir ou fait en tissu imperméable. Ils ont les bras entièrement nus.

Ils prennent avec douceur et grands ménagements, comme il est dit au chapitre du relèvement des blessés, le malade, qui, s'il le peut, s'accroche à leur cou et le portent dans la baignoire où le bain est préparé à la température ordonnée par le médecin; ils en vérifient la température par la main et le thermomètre.

Le bain terminé, ils reprennent le malade et surtout si c'est un typhique ils le replacent sur son lit sans lui laisser faire aucun effort.

La baignoire est du reste disposée près du lit du malade, la tête située au pied du lit, afin que le brancardier n'ait à faire qu'un demi-tour.

BRANCARDS IMPROVISÉS

Dans un accident à la campagne s'il n'y a pas de brancard, on peut le remplacer par un volet, une porte, une

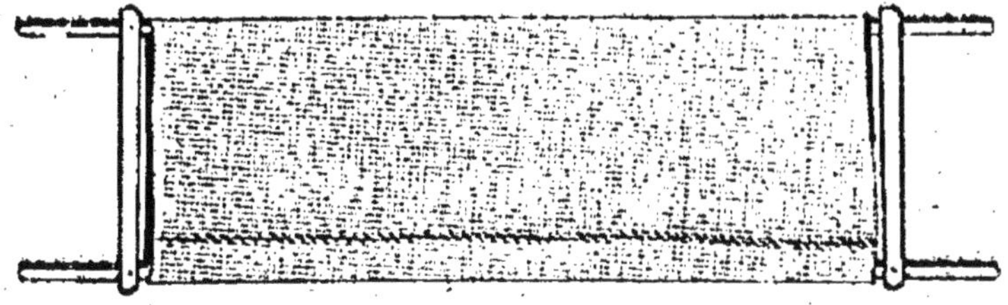

Fig. 180.

table, une échelle, des planches réunies, par deux traverses clouées, etc., sur lesquels on couche le blessé.

On peut aussi prendre deux perches de 2 m. 25 qui servent de hampes ; on les glisse dans des sacs, des matelas, des

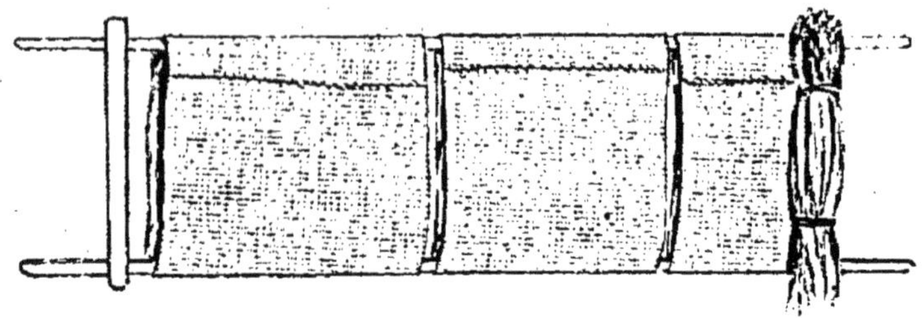

Fig. 181.

paillasses dont on découd les coins, dans des couvertures cousues par deux de leurs bords (fig. 180 et 181).

On attache ou bien on cloue deux traverses d'écartement

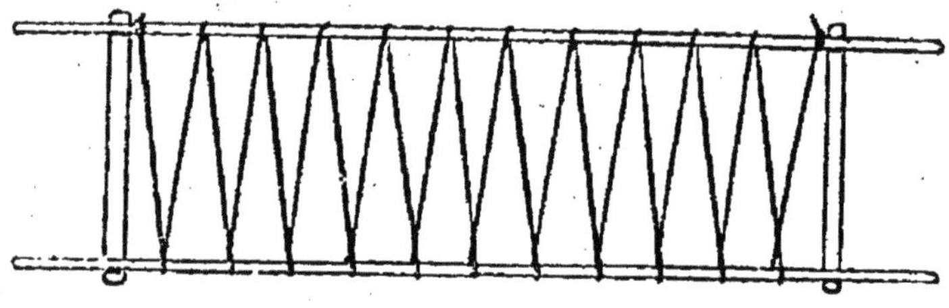

Fig. 182.

à 30 ou 40 centimètres des extrémités des hampes pour empêcher les hampes de se rapprocher, par le poids du blessé.

On peut aussi fixer d'abord les traverses d'écartement aux

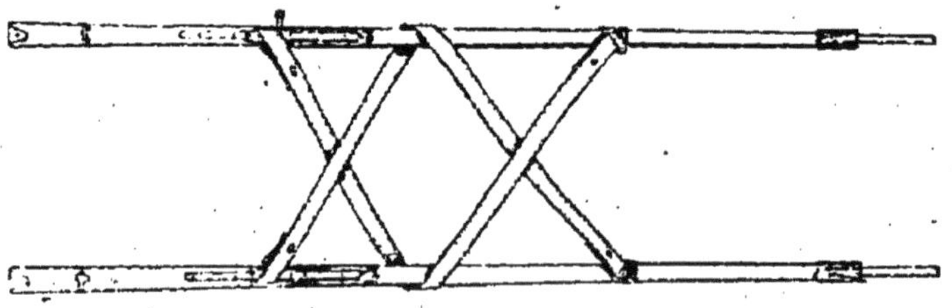

Fig. 183.

perches et passer ensuite des cordes qui vont en zig-zag de l'une à l'autre, ou des courroies ou des sangles sur lesquelles on place des sacs, des couvertures, des matelas, des paillasses, du foin, de la paille (fig. 182).

Deux fusils dont les bretelles sont entrecroisées peuvent servir à porter un blessé assis les jambes pendantes de chaque côté des fusils ou allongées. La tête et les épaules reposent sur le ventre du brancardier de tête (fig. 183 et 184).

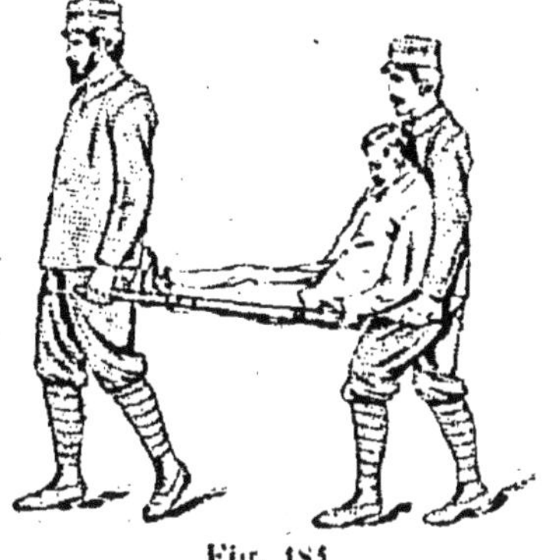

Fig. 184

Transport par six brancardiers. — On peut aussi à six brancardiers porter un blessé dans une *couverture* ou dans un *grand manteau de cavalerie.* Quatre hommes tiennent les angles et deux le milieu des grands côtés.

BROUETTE PORTE-BRANCARD

Dans les manœuvres du Service de santé, les brancardiers de l'Union des Femmes de France peuvent être appelés à se servir d'un autre moyen de transport des blessés pour des distances un peu longues ; c'est la *brouette porte-brancard.*

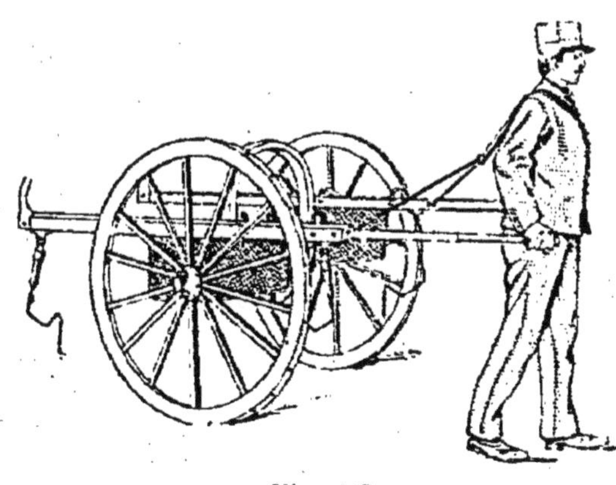

Fig. 185

Elle se compose de deux roues, d'un essieu cintré et coudé, de deux limonières appuyées sur les coudes de l'essieu et munies de crochets de suspension et leur chaînette d'arrêt pour recevoir le brancard, puis de deux grillages métalliques pour recevoir les effets (fig. 185).

Le brancard se fixe aux crochets de suspension situés à chaque extrémité des limonières.

La manœuvre se fait par deux brancardiers qui placent et assujettissent le brancard dans les crochets de suspension, puis le brancardier de tête n° 1, placé dans les bras de la brouette, passe sur ses épaules une bricole qui lui aide à tirer, pendant que le brancardier n° 2 placé aux pieds pousse à l'arrière en saisissant les deux poignées des extrémités de la limonière.

Transport par brancard sur deux bicyclettes, sur tricycle, sur voiturette automobile, par voitures d'ambulance municipales ou privées, par automobiles.

On peut, pour transporter les blessés et les malades, se servir de différents systèmes :

1° Le brancard monté sur deux bicyclettes conjuguées, réunies par un ajustage spécial de traverses fixées par des écrous et de supports munis de ressorts à boudin pour amortir les secousses de la route (fig. 186).

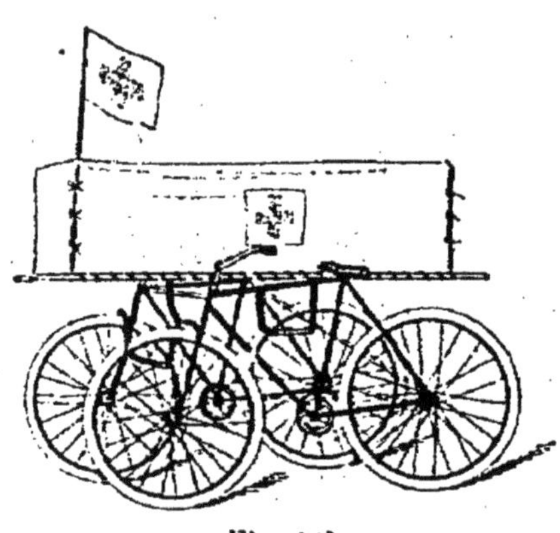

Fig. 186.
Accoupleur des Secouristes français.

Ce système léger, qui peut être mis en marche, chargé d'un blessé, par deux et même par un seul brancardier, est employé depuis une douzaine d'années, dans toutes leurs manœuvres, par *les Secouristes français* sous le nom *d'accoupleur* (fig. 187).

2° Ils emploient également avec succès le brancard monté sur le *triporteur* suivant, qui, bien équilibré, peut être conduit par un seul brancardier, rapidement et sans fatigue.

3° On peut aussi improviser un brancard roulant avec deux bicyclettes réunies par deux fusils fixés en travers aux

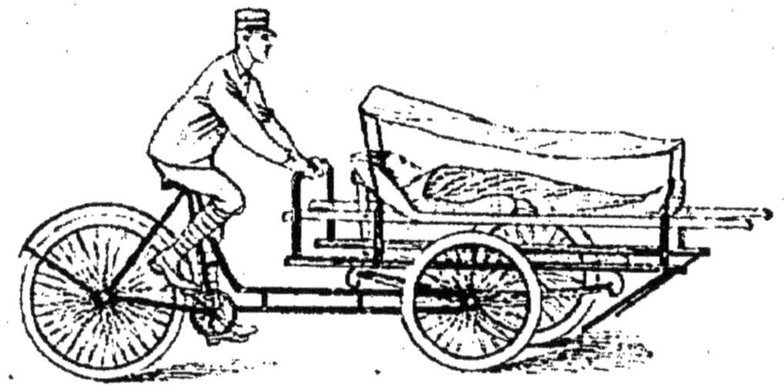

Fig. 187. — Triporteur des Secouristes français.

supports de la selle et de la direction par des liens quelconques.

On suspend à ces fusils un grand sac semblable à ceux dont on se sert pour les brancards improvisés, ou un sac à distribution : en passant un fusil dans le fond de ce sac et fixant les côtés et l'autre bout par des cordes au deuxième fusil et à l'armature des bicyclettes, on a de cette façon une sorte de hamac suspendu qui peut recevoir un blessé (fig. 188).

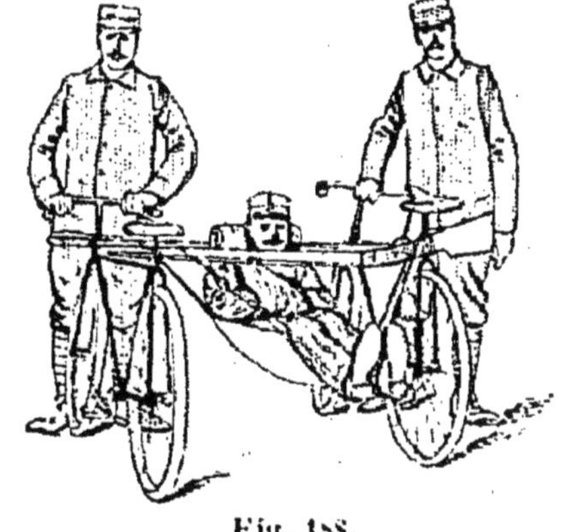

Fig. 188.

4° Nous devons mentionner ég[illegible]ent la transformation d[illegible] voiturettes automobiles genre « Bédelia », sur laquelle M. le docteur Paul Michel a adapté un brancard.

Cette voiturette légère a été expérimentée avec succès aux manœuvres de santé de 1910 du gouvernement de Paris.

Elle peut passer sur des routins et des sentiers et même en terrain varié (fig. 189).

5° Dans Paris pour les cas urgents, les accidents sur la voie publique ou les maladies contagieuses, on se sert pour transporter les blessés et les malades graves des voitures d'ambulances municipales gratuites munies d'un lit.

Les dépôts de ces ambulances sont situés :

Rues Falguière, n° 106, et Vigée-Lebrun, n° 19, XVe, Téléphone 708-67.

Rue de Chaligny, n° 1, XIIe, Téléphone 907-68.

Rue de Caulaincourt, n° 78, XVIIIe, Téléphone 504-74.

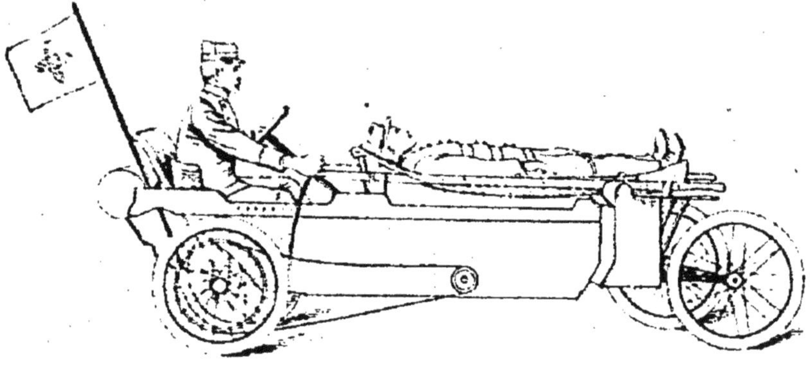

Fig. 189.

On prévient ces dépôts par téléphone, par dépêche ou par pneumatique.

6° On peut employer également les voitures automobiles

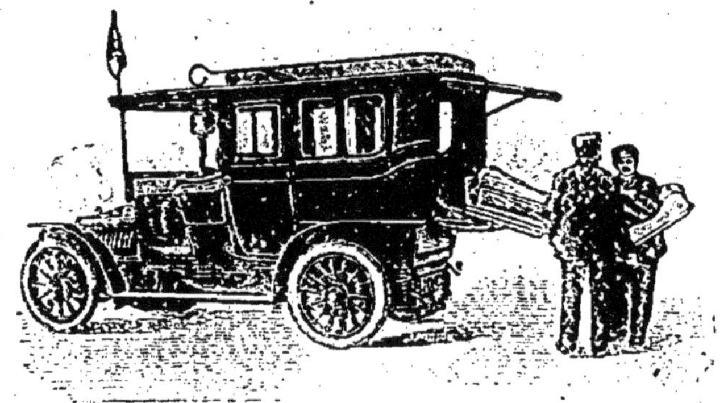

Fig. 190.

des sociétés d'infirmiers et d'infirmières. Ces voitures sont aménagées d'une façon très confortable et peuvent transporter, couchés dans un lit, les malades d'un point de la province à Paris et réciproquement pour de longues distances, plus facilement et presque aussi vite que les chemins de fer. Des sièges confortables placés au fond ou sur les côtés peuvent recevoir les personnes qui accompagnent ces malades.

SUPPORTS-BRANCARDS

Nous avons dans notre approvisionnement de l'Union des Femmes de France les supports-brancards, modèles du service de santé de l'armée, que nos brancardiers doivent connaître. Ils sont au nombre de trois :

a) Support-brancard (système Dujardin-Beaumetz et Strauss), grand modèle de 0 m. 90 de haut pour table d'opération et pansements.

b) Support-brancard (système Strauss), petit modèle de 0 m. 80 de haut pour lit-brancard des formations sanitaires.

c) Support-brancard système Strauss avec porte moustiquaire des formations sanitaires en pays coloniaux.

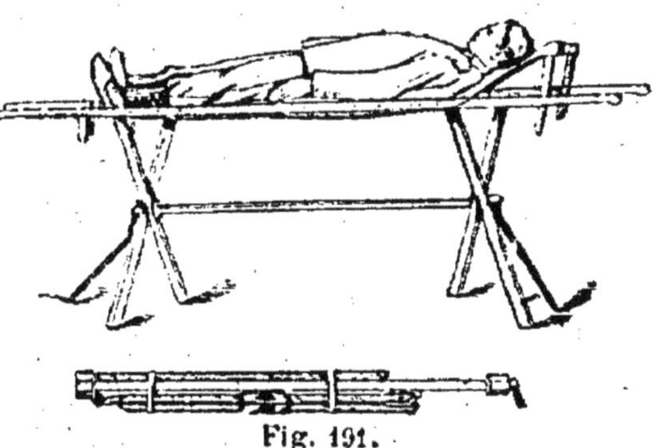

Fig. 191.

Ils se composent de deux montants en bois de chêne en X présentant à leur point d'entre-croisement une ouverture circulaire garnie de ferrures et reliées par une tige cylindrique horizontale en fer creux de 1 m. 40 de long, terminée par un pas de vis sur lequel se fixe un écrou à béquille.

Un arc-boutant engagé en dehors dans le bout fraisé de la tige cylindrique maintenu par l'écrou à béquille serré à fond et s'appuyant sur la terre comme un deuxième pied supprime toute oscillation et garantit une stabilité absolue.

Ces montants fermés tiennent peu de place et sont liés par des courroies à boucles fixées à l'un de ces montants.

Le brancard vide ou chargé se place sur la partie supérieure de ces supports en X dont l'écartement est le même que celui du brancard, qui est maintenu par des lames métalliques formant arrêt qui se trouvent à 0 m. 80 du sol.

Cette hauteur facilite les pansements et isolent le blessé du sol humide ou couvert de neige.

TRANSPORT PAR CACOLETS

Pour opérer les transports à longue distance et surtout en montagne, on se sert *de cacolets ou de litières* portées à dos de mulet.

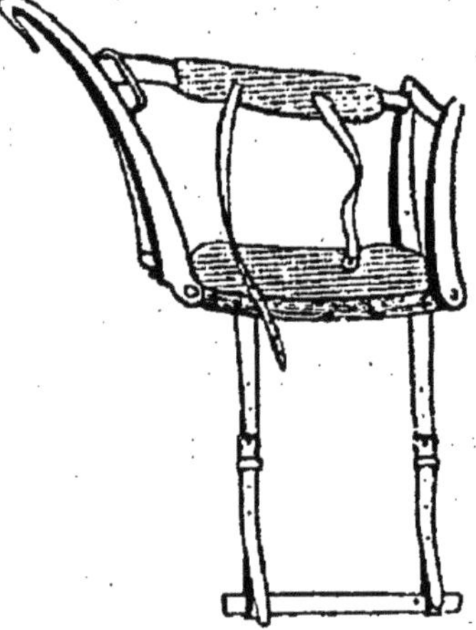

Fig. 192.

Les cacolets sont des fauteuils destinés à être accrochés de chaque côté du bât d'un mulet.

Ils sont formés de montants en fer articulés et à charnières réunis en arrière par un dossier mobile auquel est fixé une ceinture (fig. 192).

Ils présentent en dehors un acotoir qui sert d'appui au bras du malade qui s'appuie de l'autre côté sur le bât. Deux courroies partant du siège soutiennent une planchette susceptible d'être haussée ou abaissée, sur laquelle reposent les pieds.

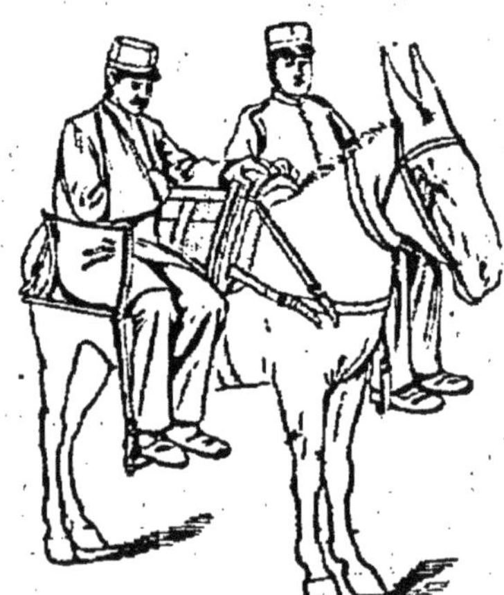

Fig. 193.

Au repos ces parties se replient les unes sur les autres. Les malades sont placés assis parallèlement au mulet et regardent dans la direction de la marche en avant (fig. 193).

Les blessés de blessures légères peuvent se placer eux-mêmes sur le cacolet en mettant le mulet en contrebas dans un fossé, pendant qu'un brancardier fait contrepoids du côté opposé. S'il est plus gravement atteint, il est aidé par un ou deux brancardiers. S'il n'y a qu'un blessé, un brancardier s'asseoit dans l'autre cacolet pour faire contrepoids, ou bien charge de l'autre côté les vêtements, les armes, les provisions, etc.

TRANSPORT PAR LITIÈRES

Les litières sont des couchettes en fer munies de rideaux que l'on suspend par paire au bât d'un mulet.

Il y a une litière de droite et une de gauche (fig. 194).

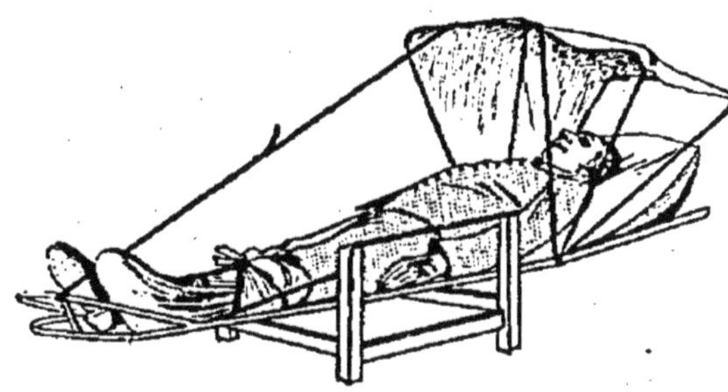

Fig. 194.

Vides elles se replient et s'appuient contre le bât le long des flancs du mulet.

On y place les hommes atteints de fractures des membres inférieurs, ou de blessures graves qui les empêchent de se tenir assis, dans la voiture ou sur le cacolet (fig. 195).

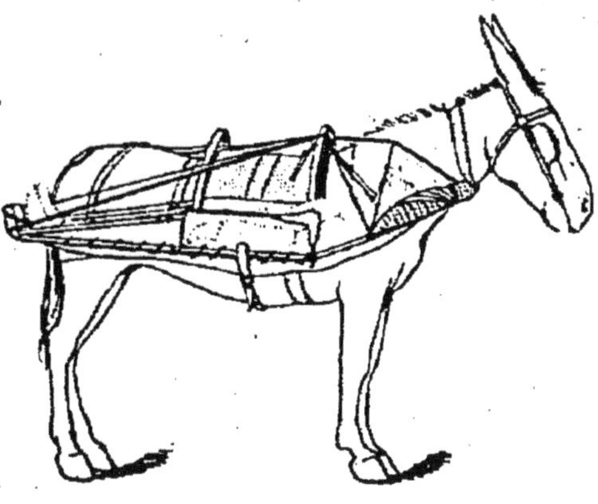

Fig. 195.

Les blessés sont placés sur les litières comme sur un brancard. On amène le mulet entre les deux litières chargées; quatre brancardiers les soulèvent et les accrochent une de chaque côté du bât, la tête du blessé près de l'épaule du mulet.

TRANSPORT PAR LES VOITURES D'AMBULANCE

Les brancardiers de l'Union peuvent avoir à placer des blessés dans des voitures d'ambulances pour les transporter des gares dans nos hôpitaux auxiliaires du territoire, ou d'un de ces hôpitaux dans un autre hôpital ou à la gare voisine.

Les voitures d'ambulance sont à deux roues et à quatre roues.

La voiture à deux roues peut contenir deux brancards placés sur le même plan. Elle n'a pas de banquettes pour transporter des blessés assis.

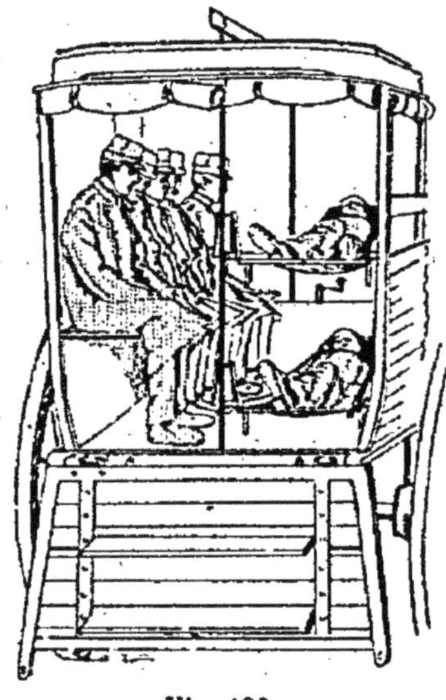

Fig. 196.

La voiture à quatre roues peut recevoir quatre blessés couchés par plans superposés de deux, dont les brancards sont suspendus par les poignées des hampes engagées dans des crampons en fer ou des courroies vissés aux parois de la voiture et à des supports en fer fixés verticalement au milieu, qui peuvent se relever et s'attacher au plafond.

Au plancher de la voiture sont situés deux rails sur lesquels glisse un chariot où se placent les pieds de tête du brancard. La voiture est munie de deux banquettes situées de chaque côté et pouvant donner place à dix blessés assis, cinq sur chacune d'elles.

Ces banquettes quand on veut transporter les blessés couchés, se relèvent de chaque côté comme des strapontins et se fixent aux parois de la voiture.

On peut y placer cinq blessés assis d'un côté sur une banquette et deux couchés sur leurs brancards superposés de l'autre côté (fig. 196).

CHARGEMENT DES BLESSÉS COUCHÉS

Premier temps. — Le brancardier n° 1 commande : *Attention, Enlevez.* Les quatre brancardiers enlèvent le brancard et placent les deux pieds de tête dans le chariot roulant de droite sur le plancher de la voiture.

Deuxième temps. — Au commandement de : *Poussez*, les deux brancardiers de pieds poussent le brancard jusqu'au fond de la voiture et l'assujettissent par les courroies si l'étage inférieur seul doit recevoir les blessés. Mais si le blessé doit être placé à l'étage supérieur.

Troisième temps. — Les deux brancardiers de tête vont se placer en avant de la voiture, montent sur le siège et se penchant, saisissent chacun une hampe du brancard, le soulèvent au commandement de : *Enlevez*, en même temps que les brancardiers de pieds montent sur le marchepied; puis au commandement de : *Placez*, ils engagent les poignées des hampes dans les crampons.

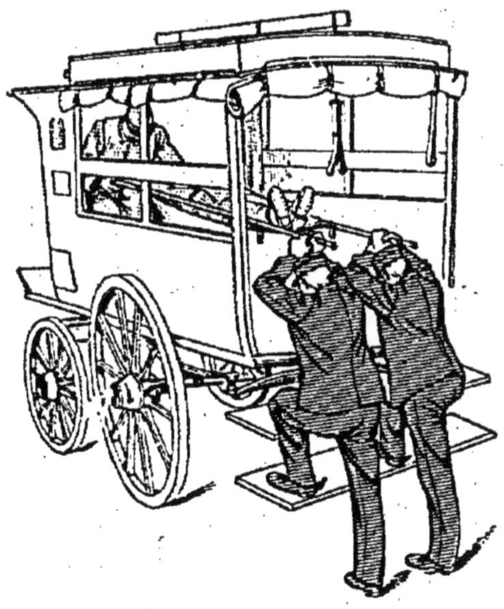

Fig. 197.

Quatrième temps. — Ils bouclent les courroies au commandement de : *Bouclez* (fig. 197).

Le déchargement du brancard se fait en sens inverse aux commandements de : *Débouclez*, *Enlevez*, *Tirez*, *Soulevez*, *En avant marche*, *Halte*, *Posez*.

TRANSPORT PAR VOITURES AUXILIAIRES

On n'a pas toujours sous la main une voiture d'ambulance et dans bien des cas il faut transporter les blessés dans des voitures ordinaires.

Celles qui sont suspendues sont plus douces, mais on

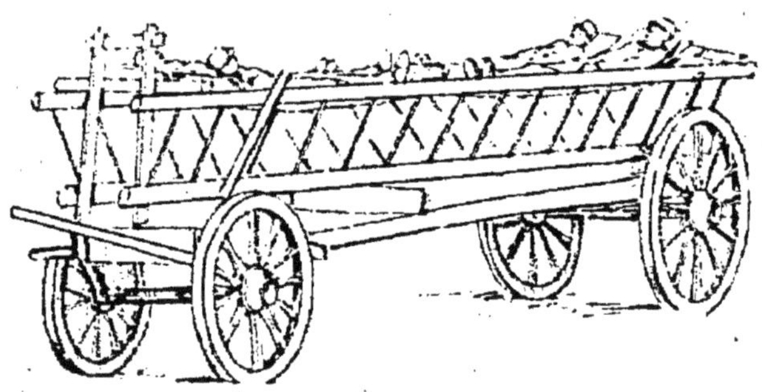

Fig. 198.

peut aussi se servir des voitures fourragères ou autres de la campagne, en plaçant les brancards sur des cordes tendues en travers de ces voitures d'une rampe à l'autre, et qui par leur élasticité amortissent les secousses autant que des ressorts (fig. 198).

On peut aussi appuyer les hampes des brancards sur des bottes de paille, de foin, de branchages, ou encore étendre les blessés sur des matelas, lits de plumes, coussins, etc., placés dans les voitures suspendues ou sur les cordes entrecroisées des fourragères.

TRANSPORT DES BLESSÉS PAR BATEAUX

L'évacuation des blessés peut se faire sur les rivières et les canaux, par bateaux aménagés à cet effet pour les conduire à la gare la plus proche, ou dans un hôpital.

Les brancardiers de l'Union peuvent être appelés à contribuer aux manœuvres du Service de santé, soit pour placer les blessés dans les bateaux, soit pour les débarquer.

Les brancards sont placés dans la cale sur des appareils à suspension de trois étages, modèle 1891, semblables à ceux qui sont employés dans les wagons (fig. 199).

Les brancards peuvent aussi être suspendus à la voûte par des cordes, des courroies, des liens fixés par un bout au plafond et passés de l'autre dans les poignées des hampes par un nœud coulant.

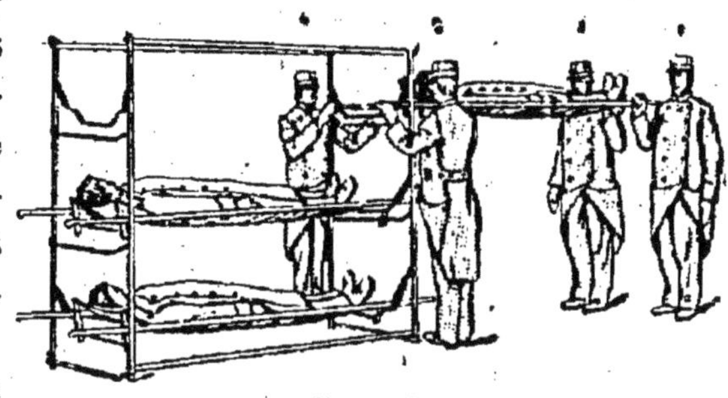

Fig. 199.

Les brancards peuvent être posés sur le plancher de la cale, et, dans certains cas, les blessés sont couchés sur une forte épaisseur de paille.

Embarquement. Débarquement. — Les bateaux étant amarrés à l'un des bords du cours d'eau ou du canal sont reliés à la berge par des passerelles placées le plus souvent en plan incliné; il en est de même à l'intérieur pour descendre ou monter les brancards.

La manœuvre se fait par deux brancardiers en suivant les prescriptions décrites plus haut au sujet du transport des blessés en terrain accidenté, à une montée, une descente ou dans un escalier.

FORMATION DE TRAINS SANITAIRES
Transport en wagons.

Pour transporter les blessés loin des champs de bataille on constitue des trains sanitaires.

Ils sont :

permanents ou improvisés	pour les blessés couchés
et ordinaires	pour les blessés assis.

Dans les trains *sanitaires permanents*, les wagons sont

construits et aménagés à cet effet et le train ressemble à un véritable hôpital roulant comprenant la salle de chirurgie, la pharmacie, la cuisine, etc.

Ils sont composés de 16 wagons à 8 blessés, soit 128.

Les lits-brancards sont placés sur des chevalets et fixés sur des supports en fer, par une manœuvre analogue à la manœuvre de la voiture.

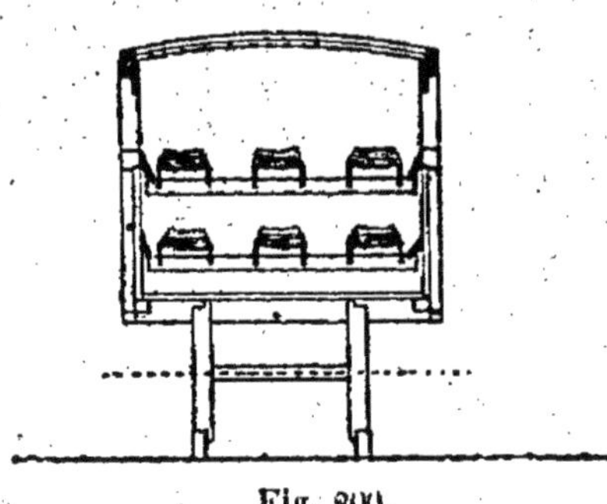

Fig. 200.

Les trains *sanitaires improvisés* sont formés par l'aménagement sur place suivant les besoins du service des wagons de marchandises à l'aide de l'appareil Bry Ameline modèle 1874-89 composé de deux paires de traverses superposées et suspendues à l'extrémité d'un système élastique. Chaque traverse peut recevoir trois brancards.

On se sert aussi du système Brechot, Desprez, Ameline modèle 1891 (voir à l'Évacuation des blessés par bateaux, fig. 199); il est formé de cadres à trois étages sur lesquels on place les brancards. Des ressorts à boudins soutiennent les traverses de tête et de pieds et amortissent la trépidation ainsi que les cahots.

TABLE DES MATIÈRES

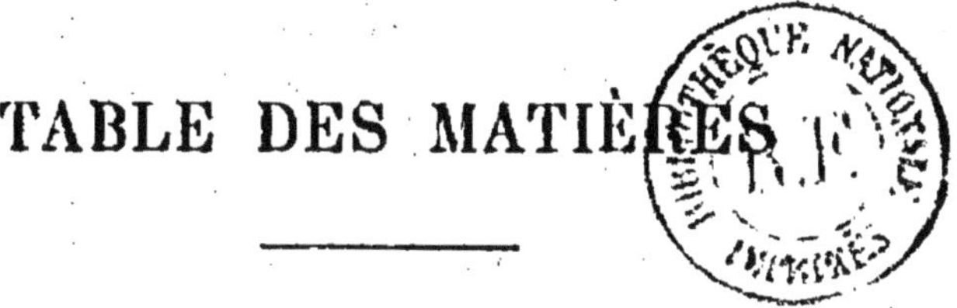

Tronc.

Membres supérieurs.

Bassin. Membres inférieurs.

DEUXIÈME PARTIE

PREMIERS SOINS D'URGENCE

Généralités.

Divisions et régions du corps humain.

Premiers soins à donner dans les accidents.

TROISIÈME PARTIE

RELÈVEMENT. TRANSPORT DES BLESSÉS

2861. — Tours, impr. E. Arrault et Cie.

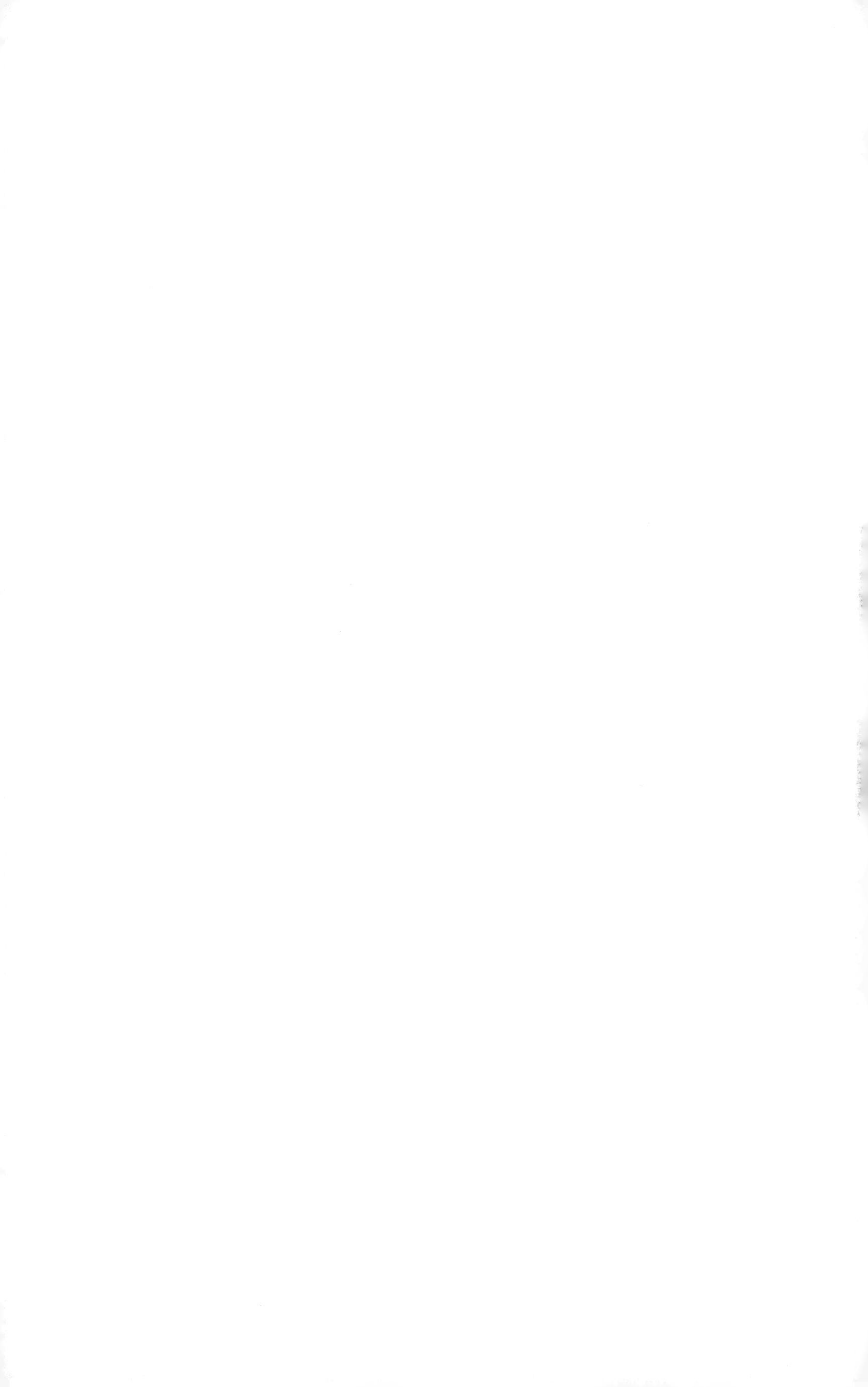

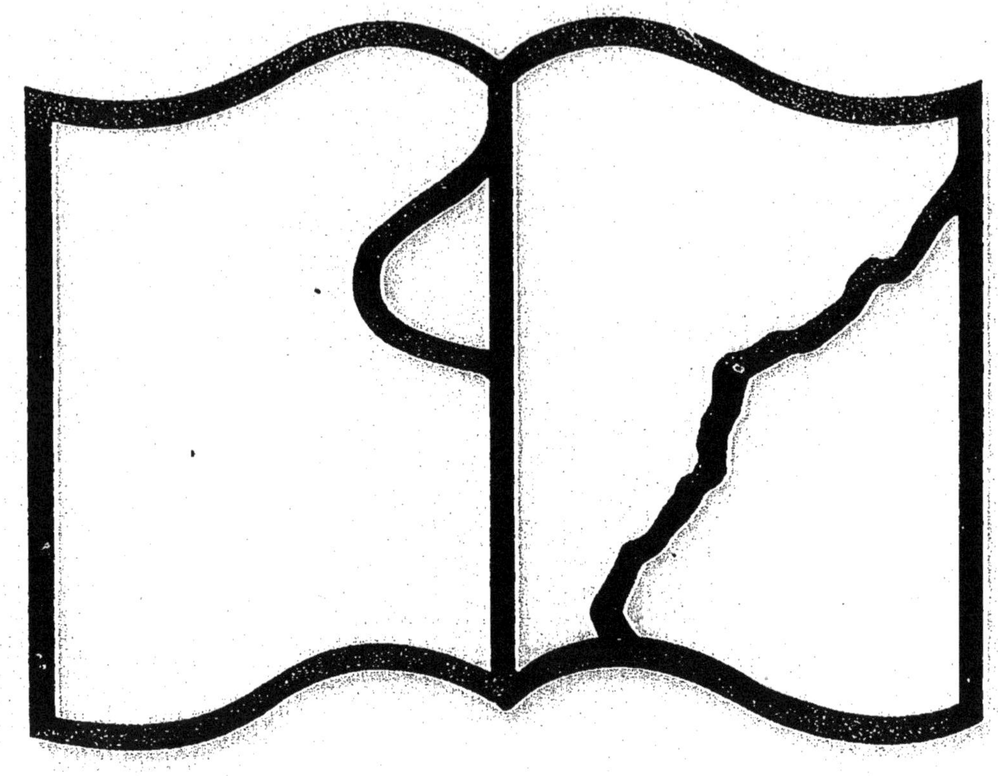

Texte détérioré — reliure défectueuse

NF Z 43-120-11

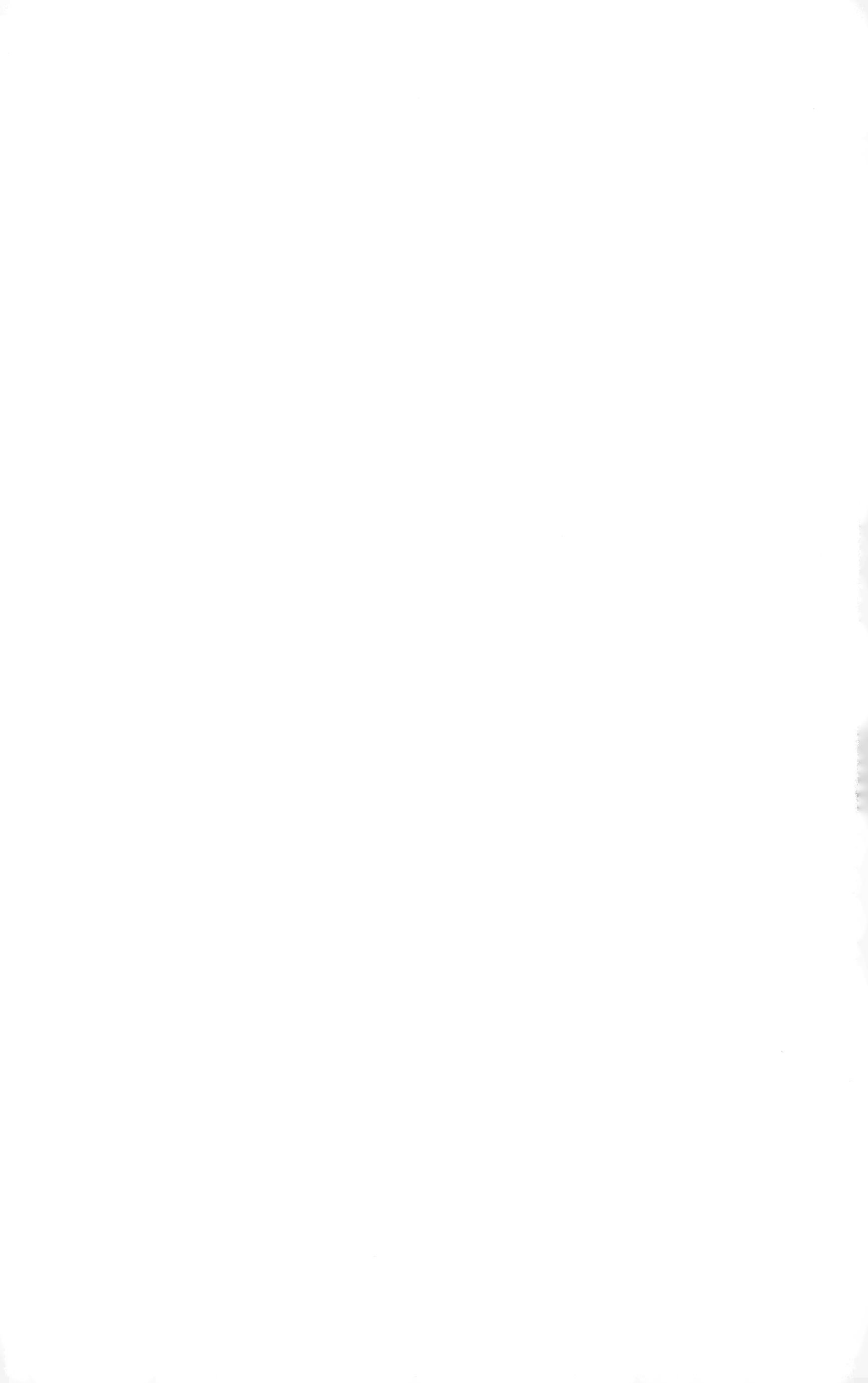

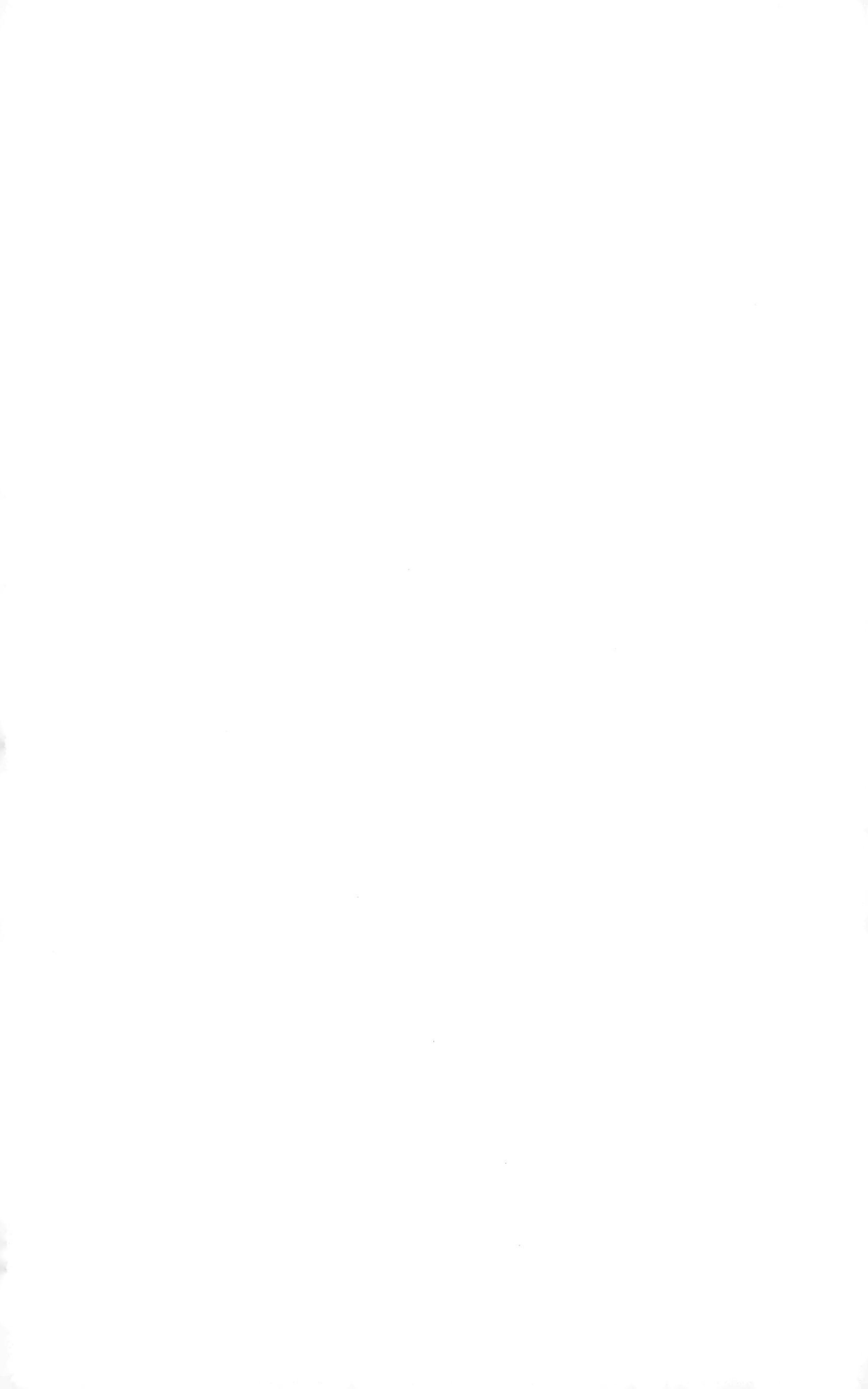

www.ingramcontent.com/pod-product-compliance
Ingram Content Group UK Ltd.
Pitfield, Milton Keynes, MK11 3LW, UK
UKHW020456200726
13857UKWH00002B/729